esotera

Taschenbuch
im Verlag Hermann Bauer

Vivekãnanda wurde 1863 in Kalkutta geboren. Er gilt als bedeutendster Schüler Sri Ramakrishnas. Ramakrishna prophezeite ihm, er werde in der ganzen Welt seine (Ramakrishnas) Botschaft von der Wahrheit aller Religionen und der ihnen zugrunde liegenden Einheit verkünden. Nach Ramakrishnas Tod lebte Vivekãnanda zunächst mit anderen Mönchsschülern zusammen und gründete 1887 mit ihnen den Ramakrishna-Orden. Vivekãnanda hat in Indien, Amerika und England Sri Ramakrishnas Lehren verbreitet und ist, noch nicht vierzig Jahre alt, in der Meditation gestorben.

Swāmi Vivekānanda

Raja-Yoga

Der Pfad der vollkommenen Beherrschung aller seelischen Vorgänge

Verlag Hermann Bauer
Freiburg im Breisgau

Die Deutsche Bibliothek – CIP-Einheitsaufnahme

Vivekānanda ⟨Svāmī⟩:
Raja-Yoga : der Pfad der vollkommenen Beherrschung
aller seelischen Vorgänge / Swami Vivekananda.
[Ins Dt. übertr. und hrsg. von Emma von Pelet]. –
3. Aufl. – Freiburg im Breisgau : Bauer, 1995
(esotera-Taschenbuch)
Einheitssacht.: Raja-yoga ⟨dt.⟩
ISBN 3-7626-0643-9
Vw: Datta, Narendranātha [Wirkl. Name] → Vivekananda ⟨Svāmī⟩

Die vorliegende Taschenbuchausgabe im Rahmen der Reihe
esotera-Taschenbuch ist ein Nachdruck der deutschen
Originalausgabe, die zuletzt 1983 im Verlag Hermann Bauer,
Freiburg im Breisgau, erschien

Aus der Originalausgabe des Advaita Ashrama, Indien, ins
Deutsche übertragen und herausgegeben von Emma von Pelet

Die Reihe *esotera-Taschenbuch* erscheint im
Verlag Hermann Bauer KG, Freiburg im Breisgau

3. Auflage 1995

Umschlagzeichnung und -foto: Rainer Ueberle, Ettlingen
Umschlag: Seliger & Krafft, Freiburg im Breisgau
Druck und Bindung: Clausen & Bosse, Leck
Printed in Germany

ISBN 3-7626-0643-9

Gedruckt auf chlorfrei gebleichtem Papier

INHALT

Vorwort des Verfassers XVII
Einleitung 1
Die ersten Stufen 18
Prāṇa 32
Der psychische Prāṇa 52
Die Beherrschung der psychischen Prāṇa . . 61
Pratyāhāra und Dhāraṇā 71
Dhyāna und samādhi 83
Kurze Zusammenfassung des Rāja-yoga . . . 99

DIE YOGA-SŪTRAS DES PATAÑJALI

Einleitung 111
Konzentration, — ihre geistige Anwendung . . 119
Konzentration, — ihre Übung 174
Psychische Kräfte 227
Unabhängigkeit 256
Anhang 281

Jede Seele ist ihrem Wesen und Vermögen nach göttlich.

Das Ziel ist die Offenbarung dieses innewohnenden Göttlichen durch Beherrschung der äußeren und der inneren Natur.

Erreiche dies entweder durch Arbeit oder durch Andacht oder durch Kontrolle der seelischen Vorgänge oder durch Philosophie, durch eines oder einige oder alle — und sei frei.

Das ist das Ganze der Religion. Lehrsätze oder Dogmen oder Riten oder Bücher oder Tempel oder Bräuche sind nur nebensächliches Beiwerk.

VORWORT DES HERAUSGEBERS

Śrī Rāmakrishna, einer der letzten großen religiösen Lehrer Indiens, hatte aus der Tiefe seiner umfassenden religiösen Erfahrung die Schätze des Vedānta neu gehoben und sie durch die Volkstümlichkeit und Kraft seiner an Gleichnissen und Parabeln reichen Rede und Unterweisung dem heutigen Indien von neuem nahegebracht. Seinem bedeutenden Schüler, dem späteren Swāmi Vivekānanda, wurde es dann zur Aufgabe, diese wieder lebendig gewordene Lehre des Vedānta auch außerhalb Indiens zu verkünden und sie dem westlichen Menschen in einer ihm zugänglichen Form nahezubringen. Mit dem Aufsehen erregenden ersten Auftreten des jungen Mönches auf dem Weltkongreß der Religionen in Chicago 1893, zu dem er als Vertreter des Hinduismus delegiert worden war, begann für Swāmi Vivekānanda, der das vollständige Rüstzeug auch europäischer wissenschaftlicher Schulung sein eigen nannte, jene ausgedehnte und erfolgreiche Wirksamkeit in den westlichen Ländern, vor allem in den Vereinigten Staaten und England, die durch sein 1902 im vierzigsten Lebensjahr erfolgtes Ableben ein frühzeitiges Ende fand.

Swāmi Vivekānanda's zahlreichen Vorträge vor einer großen Zuhörerschaft, wie auch seine Unterweisungen in kleineren Studiengruppen, wollten alle dem einen Zweck dienen: den Menschen die philosophischen und religiösen Wahrheiten der vedischen Religion nahezubringen, ihnen zu zeigen, wie sie auf diesem Wege zur eigenen Verwirklichung, zur Verwirklichung des Höchsten in sich — Gottes — gelangen könnten.

An hervorragender Stelle stehen daher in der Unterweisung Swāmi Vivekānanda's die vier hauptsächlichen indischen Yogas, denn Yoga bedeutet Vereinigung mit dem Göttlichen — dem Höchsten Selbst — und seine Verwirklichung, er bedeutet aber auch die Pfade, die zu diesem Ziel führen. Damit keiner dieses eine Ziel zu verfehlen brauche, kennt die indische Weisheit — in tiefer Erkenntnis der verschieden gearteten Natur des Menschen — vier hauptsächliche Yoga-Pfade: Karma-Yoga, den Pfad selbstloser Arbeit unter völligem Verzicht auf die Früchte derselben; Bhakti-Yoga, den Pfad selbstloser Liebe, der von der irdischen Liebe zur höchsten Gottesliebe aufsteigt; Jñāna-Yoga, den Pfad der Erkenntnis und schließlich Rāja-Yoga, den König der Yogas, welcher der Pfad der vollkommenen Beherrschung aller seelischen Vorgänge ist.

Swāmi Vivekānanda's Rāja-Yoga, der in diesem Band zum erstenmal in deutscher Sprache veröffentlicht wird, ist unter den vier von Swāmi Vivekānanda dargestellten Yogas (Karma-Yoga und Bhakti-Yoga erscheinen gleichzeitig mit Rāja-Yoga, während Jñāna-Yoga in Vorbereitung ist) derjenige, der seinem Umfang und Gehalt nach der bedeutendste ist. Er ist eines der wenigen Werke von Swāmi Vivekānanda, das von ihm selber für den Druck vorbereitet wurde und nicht nur Nachschrift seiner Vorträge ist. In dem von östlichen und westlichen Schülern verfaßten und vom Advaita Ashrama, Mayavati, Almora, veröffentlichten Lebensbild, „The Life of Swāmi Vivekānanda", wird eindrucksvoll geschildert, wie er einer seiner amerikanischen Anhängerinnen, Miss S. E. Waldo aus Brooklyn, die ihm als Sekretärin diente, während des Sommers 1895 den Inhalt des jetzt berühmt gewordenen Rāja-Yoga diktierte.

Rāja-Yoga, wie er uns hier vorliegt, besteht aus zwei Teilen. Der I. Teil zeigt uns in 8 Kapiteln den Verlauf dieses Yoga-Pfades, der über Atemkontrolle, Konzentration und Meditation zur vollkommenen Beherrschung der inneren Welt und damit zum Ziel aller Yogas, der höchsten Verwirklichung führt. Der II. Teil enthält die Yoga-Aphorismen des Patañjali, welche die Grundlage für das Studium und die Übung des Rāja-Yoga bilden, sowie den ausführlichen Kommentar, den Swāmi Vivekānanda diesen Aphorismen gegeben hat. Nachdem Patañjali, die höchste Autorität auf dem Gebiete des Rāja-Yoga, vor ungefähr 2000 Jahren seine Yoga-Aphorismen niedergeschrieben hatte, konnte keiner, der sich mit dem Rāja-Yoga befaßte, mehr an ihnen vorübergehen. Sie wurden unzählige Male verwendet, ausgelegt, erklärt und umstritten. Swāmi Vivekānanda ist auch darin seinen eigenen Weg gegangen, sowohl in der freien Übersetzung der Aphorismen, als auch in der persönlichen Art seines Kommentares dazu. Er wollte vor allem Vermittler des Wahrheitsgehaltes und nicht in erster Linie Philologe sein.

Bei der vorliegenden Verdeutschung des Rāja-Yoga bestand die hauptsächliche Schwierigkeit darin, für das im englischen Text überall stehende farblose ‚mind' (für manas, citta, usw.) das dem jeweiligen Sinngehalt entsprechende deutsche Wort zu finden, das im I. Teil aus dem Zusammenhang, im II. Teil aus dem entsprechenden Wort im Sanskrittext in Zusammenhang mit dem Kommentar gewonnen werden mußte. Da aber die Begriffe ‚manas' und ‚citta' einerseits in der Philosophiegeschichte Indiens einem Bedeutungswandel im Verlauf der Jahrhunderte unterlagen, andrerseits verschieden interpretiert und übersetzt wurden (manchmal ‚manas' mit Denkorgan und ‚citta' mit Denksubstanz, oder auch umgekehrt), war bei dieser Schwierigkeit genauer Begriffsbestimmung von ‚manas' und ‚citta' nur eine annähernd dem ihnen im Sāṃkhya und Yoga gegebenen Sinn entsprechende Übersetzung möglich. Es wurde deshalb, ohne überall rein sondern zu können, in den meisten Fällen für ‚manas' Denkorgan, für ‚citta' (im englischen Text steht im 1. Kapitel, Aphor, 2 als einziges Mal für ‚citta' mind-stuff) Denksubstanz gesetzt. Im II. Teil konnte und sollte die Aufgabe nicht sein, eine neue Übersetzung des Sanskrittextes der Aphorismen zu bringen. Nicht

Patañjali sollte in deutscher Sprache vermittelt werden, sondern Vivekānanda, dessen freie Übertragung einem Kommentar gleichkommt.

Die im Text verstreuten Sanskritwörter und die Aphorismen wurden in der Transkription gebracht, wie sie in den heutigen deutschsprachigen indologischen Werken üblich ist. Im vorliegenden Text wurden sie der Verdeutlichung wegen in Kursivschrift gesetzt.

Wir sind der Leitung von Ramakrishna-Orden und -Mission zu Dank verpflichtet, daß sie die Genehmigung zur Herausgabe dieser deutschen Übersetzung gab, deren Veröffentlichung wir der Anregung und Förderung von Miss Josephine Mac Leod zu verdanken haben. Wir danken noch besonders Frau Alwine von Keller für ihre wertvolle Mitarbeit, Swāmi Yatiswarananda für seinen Rat und sein Interesse, sowie Herrn Prof. Dr. V. N. Sharma, Madras. für seine Hilfe bei der Feststellung der richtigen Transkription.

Wenn wir diese erste vollständige deutsche Ausgabe von Swāmi Vivekānanda's Abhandlungen und Vorträgen über den Yoga herausgeben, so geschieht es, weil es uns wichtig scheint, in dieser zerrissenen Zeit eine berufene i n d i s c h e Stimme der jüngsten Vergangenheit zu Wort kommen zu lassen, die von den vier uralten Pfaden des indischen Yoga neu kündet, auf denen wir durch uneigennütziges Tun, durch reinste Menschen- und Gottesliebe, durch Erkenntnis oder durch vollkommene Beherrschung der seelischen Welt zur Vereinigung mit dem Göttlichen — dem Höchsten Selbst — und zu seiner Verwirklichung gelangen können.

Sils i. Engadin, Sept. 1937.

E. v. P.

VORWORT DES VERFASSERS

Von den Uranfängen der Geschichte an sind uns verschiedene außerordentliche, bei Menschen beobachtete Phänomene überliefert. Selbst in der heutigen Zeit, und dort sogar, wohin das volle Licht moderner Wissenschaft fällt, fehlt es nicht an Zeugen für die Tatsache solcher Geschehnisse. Die meisten dieser Zeugnisse sind unzuverlässig, da sie von unwissenden, abergläubischen, oder betrügerischen Menschen herrühren. Häufig sind die sogenannten Wunder Fälschungen. Was aber verfälschen sie? Es ist nicht das Kennzeichen einer lauteren, von wissenschaftlichem Ernst erfüllten Gesinnung, irgendetwas ohne genaue Untersuchung zu verwerfen. Scheingelehrte, welche die verschiedenen ungewöhnlichen geistigen Phänomene nicht zu erklären vermögen, suchen sogar deren Existenz zu ignorieren. Sie sind darum tadelnswerter als jene, die ihre Gebete von einem Wesen, oder von mehreren Wesen über den Wolken erhört glauben, oder als jene anderen, die meinen, ihre Bitten könnten solche Wesen bestimmen, den Lauf des Weltalls zu ändern. Während ihnen Unwissenheit zur Entschuldigung dienen kann, oder eine unzulängliche Erziehung, die sie lehrte, sich auf solche Wesen zu verlassen, gibt es für die anderen keine solche Entschuldigung.

Jahrtausende hindurch sind solche Phänomene

studiert, erforscht und verallgemeinert worden, das gesamte Gebiet der religiösen Kräfte des Menschen wurde analysiert, und das praktische Ergebnis ist die Wissenschaft des *rāja-yoga. Rāja-yoga* leugnet nicht das Vorhandensein schwer erklärbarer Tatsachen, wie einige moderne Wissenschaftler es in unverzeihlicher Weise zu tun pflegen. Andererseits gibt er den Abergläubigen in freundlicher, aber unmißverständlicher Weise zu verstehen, daß, wenn auch Wunder, Gebetserhörungen und Glaubenskräfte als Tatsache nicht zu leugnen sind, sie doch nicht dadurch verständlicher werden, daß man sie in abergläubischer Weise der Wirksamkeit eines Wesens, oder mehrerer Wesen über den Wolken zuschreibt. *Rāja-yoga* sagt, jeder Mensch sei nur das Strombett für die dem Menschen als solchem innewohnende unendliche Fülle an Wissen und Macht. Er lehrt, daß alle Wünsche und Bedürfnisse im Menschen selber liegen, und daß auch die Kraft der Erfüllung im Menschen selber liegt. Daß, wann und wo auch immer ein Wunsch erfüllt, ein Bedürfnis befriedigt, oder ein Gebet erhört wurde, die Erfüllung aus diesem unerschöpflichen Vorrat strömte und nicht von irgendeinem übernatürlichen Wesen kam. Die Vorstellung übernatürlicher Wesen kann vielleicht bis zu einem gewissen Grade die Tatkraft in einem Menschen wecken, aber sie führt auch zu geistigem Verfall. Sie erzeugt Abhängigkeit, sie erzeugt Furcht, sie erzeugt Aberglauben. Sie entartet zu dem furchtbaren Glauben an die naturgegebene Schwäche des

Menschen. Der *yoga* sagt: es gibt kein Übernatürliches, aber es gibt in der Natur grobe und feine Manifestationen. Die feinen sind die Ursachen, die groben die Wirkungen. Die groben sind durch die Sinne leicht wahrnehmbar, die feinen dagegen nicht. Die Übung des *rāja-yoga* will zur Erlangung des feineren Wahrnehmungsvermögens verhelfen.

Alle orthodoxen philosophischen Systeme Indiens haben dies eine Ziel: die Befreiung der Seele durch Vervollkommnung. Das Mittel dazu ist *yoga*. Das Wort *yoga* umfaßt ein ungeheures Gebiet, aber sowohl die Schule des *sāṃkhya,* als auch die des *vedānta,* weisen in der einen oder anderen Form auf den *yoga* hin.

Das vorliegende Buch hat diejenige Form des *yoga* zum Gegenstand, die als *rāja-yoga* bekannt ist. Die Aphorismen des *Patañjali* sind für den *rāja-yoga* die höchste Autorität; er findet in ihnen seinen klassischen Ausdruck. Wenn auch die anderen Philosophen zuweilen in einigen philosophischen Fragen von *Patañjali* abweichen, haben sie doch in der Regel seiner Art der Praxis in entschiedener Weise zugestimmt. — Der erste Teil dieses Buches besteht aus Vorlesungen, die von dem Verfasser in Kursen in New York gehalten wurden. Der zweite Teil umfaßt eine ziemlich freie Übersetzung der Aphorismen *(sūtra)* des *Patañjali,* nebst fortlaufendem Kommentar. Es wurde versucht, Fachausdrücke nach Möglichkeit zu vermeiden und den leicht verständlichen Stil der freien Rede beizubehalten. Im ersten Teil werden demjenigen, der Übungen des *yoga* ausführen möchte, einige einfache Anweisungen bestimmter Art gegeben. Solche Übende werden aber noch besonders und ernsthaft daran erinnert, daß — mit wenigen Ausnahmen — *yoga* ohne Gefahr nur im unmittelbaren Umgang mit einem Lehrer erlernbar ist. Sollte durch diese Vorträge in jemandem der Wunsch lebendig werden, sich eingehender über den Gegenstand zu unterrichten, wird der Lehrer nicht ausbleiben.

Das System des *Patañjali* gründet sich auf das *sāṃkhya*-System, von dem es nur in sehr wenigen Punkten abweicht. Die zwei wichtigsten Unterschiede sind, daß, erstens, *Patañjali* einen persönlichen Gott in Gestalt eines ersten Lehrers zuläßt, während der einzige Gott, den die *sāṃkhyas* gelten lassen, ein nahezu vollkommenes Wesen ist, dem zeitweilig die Lenkung eines Schöpfungszyklus obliegt, und daß, zweitens, die *yogins* den menschlichen Geist für ebenso allesdurchdringend halten wie die Seele, den *puruṣa*, die *sāṃkhyas* dagegen nicht.

Der Verfasser.

1. KAPITEL

EINLEITUNG

Unsere gesamte Erkenntnis beruht auf Erfahrung. Die Erkenntnismethode, bei der wir vom Besonderen zum mehr Allgemeinen, oder vom Allgemeinen zum Besonderen vordringen, hat Erfahrung zur Grundlage. In den sogenannten exakten Wissenschaften ist die Wahrheit leicht erkennbar, weil jeder sie durch Erfahrung bestätigen kann. Der Wissenschaftler verlangt nicht, daß wir an irgendetwas glauben sollen. Er ist aber auf Grund eigener Erfahrungen zu gewissen Resultaten gelangt. Wenn er nun aus ihnen seine Schlüsse zieht und von uns Glauben an seine Schlußfolgerungen fordert, appelliert er an eine allgemeine menschliche Erfahrung. Jede exakte Wissenschaft beruht auf etwas, das der ganzen Menschheit gemeinsam ist, so daß wir sofort die Wahrheit oder den Irrtum einer daraus gezogenen Schlußfolgerung erkennen können. Nun fragt es sich, ob die Religion eine solche Grundlage besitzt oder nicht. Ich werde diese Frage bejahen und zugleich verneinen. Religion, wie sie für gewöhnlich überall in der Welt gelehrt wird, gründet sich auf Vertrauen und Glauben, und in den meisten Fällen besteht sie nur aus mannigfaltigen Behauptungen, weshalb wir auch alle Religionen miteinander in Streit liegen sehen. Diese Thesen beruhen auf einem Glauben. Der eine behauptet, ein mächtiges Wesen throne über den Wolken und regiere das ganze Weltall, und er verlangt von mir, daß ich das einzig auf Grund seiner Behauptung glauben soll. So habe auch ich vielleicht meine eigenen Ansichten, für die ich Glauben von anderen fordere, und wenn Sie nach Gründen fragen, kann ich Ihnen keine nennen. Daher stehen Religion und Metaphysik heute in Verruf. Jeder Gebildete scheint sagen zu wollen: „O, diese Religionen sind nichts weiter als ein Bündel von Behauptungen, ohne daß es einen festen Maßstab gäbe, nach dem sie zu beurteilen wären, denn jeder verkündet nur seine Lieblingsideen." Trotzdem gibt es eine gemeinsame Basis des Glaubens, die den verschiedenen Theorien und wechselnden Meinungen der Sekten aller Länder zugrundeliegt. Wenn wir ihnen auf den Grund gehen, finden wir, daß auch sie auf allgemeine Erfahrungen gegründet sind.

Bei einer Analyse der verschiedenen Religionen wird Ihnen als erstes auffallen, daß es zwei Arten von Religionen gibt, solche, die sich auf die Autorität eines Buches stützen, und solche, die keines besitzen. Die im Besitze eines Buches befindlichen sind die mächtigsten und zählen die meisten Anhänger. Die, welche kein Buch haben, sind größtenteils erloschen, und die wenigen neueren verfügen über wenig Anhang. Dennoch begegnen wir in allen Religionen der Ansicht, daß die von ihnen gelehrten Wahrheiten die

Summe der Erfahrungen bestimmter Persönlichkeiten sei. Der Christ fordert Glauben an seine Religion, an Christus und an ihn als den fleischgewordenen Gott, Glauben an einen Gott, eine Seele und an ein höheres Dasein der Seele. Frage ich ihn nach Gründen, so sagt er nur, er glaube eben daran. Wenn Sie aber auf den Urquell des Christentums zurückgehen, werden Sie finden, daß es Erfahrung zur Grundlage hat. Christus sagte, er habe Gott geschaut; die Jünger sagten, sie hätten ihn gefühlt; und so fort. Ebenso gründet sich der Buddhismus auf Buddhas Erfahrung. Dieser erfuhr an sich gewisse Wahrheiten, sah sie, erlebte sie und predigte sie der Welt. Bei den Hindus ist es das gleiche: die Verfasser ihrer heiligen Bücher — die Weise *(ṛṣi)* heißen — erklären darin, daß sie gewisse Wahrheiten erfahren haben, und diese predigen sie dann. Es ist also klar, daß alle Religionen auf diesem einen universalen und diamantenen Grund unserer gesamten Erkenntnis errichtet worden sind, nämlich auf unmittelbarer Erfahrung. Alle großen Lehrer haben Gott geschaut; sie erschauten ihre eigene Seele, ihre Zukunft, ihre Ewigkeit, und was sie schauten, das predigten sie. Mit dem einen Unterschied, daß in den meisten Religionen, vor allem in neuerer Zeit, die eigenartige Ansicht verfochten wird, diese Erfahrungen seien in der gegenwärtigen Zeit unmöglich und nur einigen Menschen zuteil geworden, den Stiftern der nach ihnen benannten Religionen. In der Gegenwart würden diese Erfahrungen nicht mehr gemacht, und so müßten wir jetzt Religion auf Treu und Glauben hinnehmen. Das bestreite ich durchaus. Wurde in dieser Welt auf irgend einem besonderen Wissensgebiet eine Erfahrung gemacht, so folgt mit unbedingter Notwendigkeit daraus, daß diese Erfahrung schon vorher millionenfach möglich war und sich in alle Ewigkeit wiederholen wird. Übereinstimmung des Gleichen ist strenges Naturgesetz; was sich einmal ereignet hat, kann sich jederzeit wieder ereignen.

Deshalb erklären die Lehrer der Wissenschaft des *yoga,* Religion sei nicht nur auf Erfahrung früherer Zeiten gegründet, sondern es könne überhaupt kein Mensch religiös sein, ohne die gleichen Wahrnehmungen gemacht zu haben. Die Wissenschaft des *yoga* lehrt uns, wie wir zu diesen Wahrnehmungen gelangen können. Es hat wenig Zweck über Religion zu reden, solange man sie nicht erlebt hat. Warum gibt es soviel Aufruhr, Kampf und Streit im Namen Gottes? Im Namen Gottes ist mehr Blut geflossen als für sonst irgendetwas, weil die Menschen nicht bis zum Urquell vorgedrungen sind. Sie begnügten sich damit, verstandesmäßig den Gebräuchen ihrer Väter zuzustimmen und verlangten von anderen das gleiche. Mit welchem Recht darf aber ein Mensch von seiner Seele reden, wenn er nichts von ihr spürt, oder vom Dasein Gottes, wenn er Ihn nicht schaute? Wenn es einen Gott gibt, müssen wir Ihn schauen können; wenn es eine Seele gibt, müssen wir sie wahrnehmen können. Sonst wäre es besser, überhaupt nicht zu glauben. Besser ist es, ein ausgesprochener Atheist zu sein, als ein Heuchler. Auf der einen Seite steht die moderne Ansicht der Gebildeten. Religion, Metaphysik und jedes Suchen nach einem Höchsten sei unnütz, während andrerseits die Halbgebildeten der Ansicht zu sein scheinen, diese Dinge entbehrten tatsächlich jeder Grundlage und ihr einziger Wert bestehe darin, daß sie den Menschen einen starken Antrieb geben, der Welt Gutes zu tun; denn gottgläubige Menschen werden vielleicht gut und moralisch und also gute Bürger sein. Man kann diesen Menschen ihre Anschauung nicht verdenken, wurden sie doch nichts anderes gelehrt als an einen Schwall von Worten zu glauben, die ohne jeden Gehalt sind. Und man verlangt von ihnen, daß sie von Worten leben sollen. Sind sie dazu imstande? Wären sie es, hätte ich nicht mehr die geringste Achtung vor der menschlichen Natur. Der Mensch verlangt nach Wahrheit, will die Wahrheit an sich selber erfahren. Hat er sie begriffen, ist er ihrer innegeworden, hat er sie im Innersten seines Herzens verspürt, dann allein — so erklären die *vedas* — werden alle Zweifel schwinden, wird alles Dunkel zerstreut, alles Krumme gerade werden. „Ihr Kinder der Unsterblichkeit, ihr sogar, die ihr in den höchsten Sphären lebt, der Weg ist gefunden. Es gibt einen Weg, der aus aller Finsternis führt, und das ist, Ihn zu erkennen, der jenseits aller Finsternis ist. Einen anderen Weg gibt es nicht."

Die Wissenschaft des *rāja-yoga* will der Menschheit eine praktische und wissenschaftlich ausgearbeitete Methode darbieten, mittels derer sie zu dieser Wahrheit gelangen kann. Jede Wissenschaft muß vor allem ihre eigene Forschungsmethode besitzen. Wenn Sie Astronom werden wollen und sich dann hinsetzen und immerzu: „Astronomie, Astronomie!“ schreien, wird sie Ihnen niemals aufgehen. So ist es auch mit der Chemie. Eine bestimmte Methode muß befolgt werden. Sie müssen ein Laboratorium aufsuchen, verschiedene Stoffe nehmen, sie mischen, eine Verbindung daraus herstellen, mit ihnen experimentieren, und auf diese Weise werden Sie chemische Kenntnisse gewinnen. Wenn Sie Astronom werden wollen, müssen Sie in ein Observatorium gehen, ein Fernrohr nehmen und durch dieses die Sterne und Planeten beobachten, und Sie werden etwas von Astronomie wissen. Jede Wissenschaft braucht ihre eigene Methode. Ich könnte Ihnen Tausende von Predigten halten, aber Sie würden dadurch noch nicht religiös werden, solange Sie nicht den dahin führenden Weg beschritten hätten. Das wird von den Weisen aller Länder und Zeiten bestätigt, von Menschen, die — rein und selbstlos — nichts anderes wollten als der Welt Gutes tun. Sie alle behaupten, eine Wahrheit gefunden zu haben, die höher ist als alles, was die Sinne uns schenken können, und sie fordern uns zur Nachprüfung auf. Sie verlangen von uns, daß wir die dazu führende Methode anwenden und ehrlich üben sollen. Erst dann, wenn wir diese Wahrheit trotzdem nicht finden könnten, hätten wir das volle Recht, sie zu leugnen. Es wäre aber Torheit von uns, vorher schon an der Wahrheit ihrer Aussagen zu zweifeln. Daher müssen wir unter Anwendung der vorgeschriebenen Methoden gewissenhaft arbeiten, und wir werden die Wahrheit erkennen.

Bei der Aneignung von Kenntnissen bedienen wir uns der induktiven Methode, und diese beruht auf Beobachtung. Erst beobachten wir Tatsachen, dann verallgemeinern wir, und dann ziehen wir Schlüsse oder stellen Prinzipien auf. Die Erkenntnis der seelischen Welt, der inneren Natur des Menschen, des Denkprozesses, ist niemals möglich, bevor wir nicht die Fähigkeit zur Beobachtung der tatsächlichen Vorgänge im Innern besitzen. Die Beobachtung der Tatsachen der Außenwelt ist verhältnismäßig einfach, weil dafür zahlreiche Instrumente erfunden wurden, doch zur Erforschung der inneren Welt steht uns kein helfendes Instrument zur Verfügung. Dennoch wissen wir, daß wir beobachten müssen, um wissenschaftlich zu verfahren. Ohne richtige Analyse wird jede Wissenschaft fruchtlos, ein bloßes Theoretisieren bleiben, und daher lagen von jeher die Psychologen miteinander im Streit, jene wenigen ausgenommen, denen es gelang, methodisch zu forschen.

Die Wissenschaft des *rāja-yoga* erklärt erstens, uns ein solches Mittel zur Beobachtung der inneren Vorgänge bieten zu können. Das Denkorgan selber ist das Instrument. Die Beobachtungskraft wird, wenn richtig geleitet und auf die Innenwelt gerichtet, die seelische Welt, die Denksubstanz analysieren und Erkenntnis in uns aufleuchten lassen. Die Geisteskräfte gleichen Strahlen zerstreuten Lichtes; konzentrisch zusammengefaßt leuchten sie. Eine solche Konzentration ist für uns das einzige Erkenntnismittel. Jeder gebraucht es, in der äußeren wie in der inneren Welt, doch der Psychologe muß die gleiche peinlich-genaue Beobachtung, die der Naturwissenschaftler auf die Außenwelt richtet, auch auf die innere Welt richten, und dazu bedarf es einer sehr langen Übung. Von Kindheit an lehrte man uns, allein den Dingen der Außenwelt Aufmerksamkeit zu schenken, nie aber denen der Innenwelt, wodurch die meisten von uns die Fähigkeit zur Beobachtung des inneren Ablaufs nahezu verloren haben. Das Denkorgan gleichsam nach innen zu kehren, es daran zu hindern, sich nach außen zu wenden, und dann alle Kräfte gesammelt auf die seelische Welt selber zu richten, damit sie das eigene Wesen erkenne und sich analysiere, das ist eine sehr schwere Aufgabe. Und doch ist es der einzige Weg, der Sache auf eine irgendwie wissenschaftliche Weise näherzukommen.

Wozu dient eine solche Erkenntnis? Einmal ist Erkenntnis an sich die größte Belohnung ihrer selbst, und zweitens hat sie auch einen praktischen Nutzen. Sie wird uns von allem Leiden befreien. Wenn der Mensch durch die Analyse der eigenen seelischen Welt sich plötzlich gleichsam Auge in Auge einem gegenüber sieht, das ewig unzerstör ist, einem, das kraft seines Wesens ewig rein und vollkommen ist, wird er sich nicht mehr unglücklich fühlen. Alles Leiden hat seinen Ursprung in der Furcht und in unbefriedigtem Verlangen. Der Mensch wird seine Unsterblichkeit erkennen und den Tod nicht mehr fürchten. Wenn er seine Vollkommenheit weiß, wird alles nichtige Verlangen in ihm schweigen, und da die Gründe seines Leidens dann wegfallen, wird er sich nicht mehr unglücklich fühlen, sondern schon in diesem Leben vollkommener Seligkeit teilhaftig werden.

Nur durch eine einzige Methode ist diese Erkenntnis zu erlangen, nämlich durch Konzentration. Der Chemiker in seinem Laboratorium konzentriert alle seine Geisteskräfte auf einen einzigen Brennpunkt, richtet sie auf die Stoffe, die er zu analysieren hat und entreißt ihnen so ihre Geheimnisse. Der Astronom konzentriert alle seine Geisteskräfte, projiziert sie durch das Fernrohr auf den Himmel, und Sterne, Sonne und Mond enthüllen ihm ihr Geheimnis. Je mehr ich meine Gedanken auf den Gegenstand konzentrieren kann, über den ich zu Ihnen spreche, um so besser kann ich ihn erhellen. Sie hören mir zu, und je mehr Sie Ihre Gedanken konzentrieren, um so besser werden Sie begreifen können, was ich Ihnen zu sagen habe.

Nur durch Konzentration der Geisteskräfte ist bisher Wissen erworben worden. Die Welt ist bereit, ihre Geheimnisse preiszugeben, wenn wir nur zu fragen und ihr den nötigen Anstoß zu geben wissen. Konzentration verleiht die notwendige Stoßkraft. Die Macht des menschlichen Geistes kennt keine Grenzen. Je größer seine Konzentration ist, um so mehr Kraft kann an einem Punkte zur Wirkung gebracht werden. Darin besteht das Geheimnis.

Es ist leicht, das Innenorgan auf sichtbare Gegenstände zu konzentrieren, denn es schweift naturgemäß nach außen. In Religion, Psychologie und Metaphysik sind dagegen Subjekt und Objekt eins. Das Objekt ist ein geistiges, die Denksubstanz selber ist das Objekt, und es ist notwendig, diese innere Welt zu erforschen, so daß die seelische Welt sich selber erforscht. Wir wissen, daß es die Geisteskraft der Reflexion gibt. Ich spreche zu Ihnen und zugleich stehe ich gleichsam wie eine zweite Person daneben und weiß und höre, was ich spreche. Sie arbeiten und denken gleichzeitig, während ein Teil Ihres Bewußtseins dies beobachtet. Die Geisteskräfte sollten auf sich selber konzentriert und zurückgewandt werden, und wie die durchdringenden Strahlen der Sonne die Geheimnisse des dunkelsten Winkels enthüllen, so wird die also konzentrierte seelische Welt in die eigenen verborgensten Geheimnisse dringen. Auf diese Weise werden wir zur Grundlage des Glaubens, zu wirklich echter Religion gelangen. Wir werden an uns selber wahrnehmen, ob wir eine Seele besitzen, ob das Leben nur ein Nu oder von Ewigkeit ist, ob es einen Gott gibt oder nicht. Das wird sich uns alles enthüllen, und *rāja-*

yoga will es uns lehren. Das Ziel seiner Lehren ist, uns zu zeigen, wie wir zur Konzentration der Denksubstanz gelangen können, danach, wie die tiefsten Tiefen unserer seelischen Welt zu erforschen sind und ferner wie ihre Inhalte zu verallgemeinern sind und wir unsere Schlüsse aus ihnen ziehen können. Deshalb ist ihm unsere Religion gleichgültig, ob wir Theisten oder Atheisten, Christen, Juden oder Buddhisten sind. Wir sind Menschen, und das genügt. Jeder Mensch hat das Recht und die Fähigkeit, nach Religion zu streben. Jeder Mensch hat das Recht, nach dem Grund zu fragen und sich die Frage selber zu beantworten, wenn er sich nur die Mühe nimmt.

Soweit brauchen wir also, wie wir sehen, beim Studium des *rāja-yoga* nichts auf Treu und Glauben hinzunehmen. ‚Glauben Sie nichts, bevor Sie es nicht selber entdecken', das ist seine Lehre. Die Wahrheit bedarf keiner äußeren Stütze. Wollen Sie etwa behaupten, die Tatsachen unseres Wachzustandes bedürften des Beweises durch irgendwelche Träume oder Einbildungen? Gewiß nicht. Dieses Studium des *rāja-yoga* erfordert lange Zeit und beständige Übung. Teilweise sind es körperliche Übungen, hauptsächlich aber geistige. In der Folge werden wir sehen, wie eng die Verbindung von Geist und Körper ist. Wenn wir der Ansicht sind, daß der Geist, das Innenorgan, nur ein subtilerer Teil des Körpers ist, und daß er auf den Körper einwirkt, ist es eine Selbstverständlichkeit, daß der Körper auf den Geist zurückwirkt. Wir können unser Innenorgan nur sehr unvollkommen beherrschen. Um zur Herrschaft über dasselbe zu gelangen, um jene Gewalt über Körper und Geist zu gewinnen, müssen wir zu bestimmten physischen Hilfsmitteln greifen. Wenn wir den Körper dann genügend in der Gewalt haben, können wir es wagen, an die Ausbildung der geistigen Kräfte zu gehen. Tun wir das, so werden wir imstande sein, unseren Geist zu beherrschen, ihn nach unserem Belieben arbeiten zu lassen und ihn zu zwingen, seine Kräfte gemäß unserem Willen zu konzentrieren.

Dem *rāja-yogin* zufolge ist die Außenwelt nur die gröbere Form der inneren oder subtilen Welt. Das Subtile ist stets die Ursache, das Gröbere die Wirkung. Daher ist die Außenwelt die Wirkung und die Innenwelt die Ursache. Ebenso sind die Kräfte der Außenwelt nur der gröbere Bestandteil eines Etwas, dessen subtilere Bestandteile die Kräfte der Innenwelt sind. Der Mensch, der die Kräfte der Innenwelt entdeckt hat und lernte, sie zu gebrauchen, wird die gesamte Natur in seine Gewalt bekommen. Der *yogin* stellt sich keine geringere Aufgabe als die der Beherrschung der ganzen Welt, die Unterwerfung der gesamten Natur. Er will erreichen, daß das, was wir „Naturgesetze" nennen, nichts mehr über ihn vermag, daß er sie überschreitet. Er wird Herr über die ganze Natur, die innere wie die äußere, sein. Fortschritt und Zivilisation des Menschengeschlechts sind nichts anderes als Naturbeherrschung.

Die Verschiedenartigkeit der Rassen bedingt auch verschiedenartige Methoden der Naturbeherrschung. Wie in der gleichen Gesellschaft die einen die äußere Natur, die anderen die innere Natur zu beherrschen suchen, so auch unter den Rassen einige die Herrschaft über die Außenwelt und andere über die innere. Einige behaupten, wir beherrschten zugleich mit der inneren Welt alles übrige. Andere wieder, wir beherrschten alles, wenn wir die Außenwelt beherrschten. Wenn man es auf die Spitze treibt, haben beide recht, denn es gibt in der Natur keine solche Scheidung in außen und innen. Das sind fiktive Beschränkungen, die es niemals gab. Die nach außen und die nach innen Gewandten müssen sich am gleichen Punkte treffen, wenn sie den höchsten Grad ihrer Erkenntnis erreichen. Wie ein Physiker seine Erkenntnis, wenn er sie bis zur äußersten Grenze vortreibt, in Metaphysik übergehen sieht, so wird auch der Metaphysiker erkennen, daß das, was er Geist und Materie nennt, nur scheinbar Verschiedenes ist, da es nur eine Wirklichkeit gibt.

Das Endziel aller Wissenschaft ist die Entdekkung der Einheit, des Einen, aus dem das Viele hervorgeht, jenes Einen, das sich als das Viele darstellt. *Rāja-yoga* will von der Innenwelt ausgehen, die innere Welt erforschen, und dadurch zur Herrschaft über das Ganze, das Innen wie das Außen, gelangen. Der Versuch ist sehr alten Ursprungs. Sein Hauptbollwerk war Indien, aber der Versuch wurde auch in anderen Völkern gemacht. Im Westen galt *rāja-*

yoga als Mystik, und Menschen, die ihn üben wollten, wurden entweder verbrannt, oder als Hexen und Zauberer getötet. In Indien bemächtigten sich seiner aus vielerlei Gründen Leute, die 90% der in ihm enthaltenen Erkenntnisse vernichteten und den Rest zu einem großen Geheimnis zu machen suchten.

Alles Geheimnisvolle und Rätselhafte in diesen Systemen des *yoga* sollte sofort abgelehnt werden. Kraft ist der beste Führer im Leben. Verwerfen Sie in der Religion, und auch sonst, alles, was Sie schwächen könnte und halten Sie es sich fern. Geheimnistuerei schwächt den menschlichen Geist. Durch sie wurde der *yoga* — eine der großartigsten Wissenschaften — nahezu vernichtet. Seit seiner Entdeckung vor mehr als viertausend Jahren, wurde der *yoga* in Indien in vollkommener Weise dargestellt, formuliert und gelehrt. Es ist auffallend, daß je moderner der Kommentator ist, umso größer seine Irrtümer sind, während je älter der Schriftsteller ist, umso größer seine Weisheit ist.

Es ist nichts Geheimnisvolles in dem, was ich lehre. Das wenige, das ich weiß, will ich Ihnen mitteilen. Soweit ich es begründen kann, werde ich es tun, sonst aber einfach berichten, was in den Büchern steht. Es ist verkehrt, blindlings zu glauben. Sie müssen Ihren eigenen Verstand, Ihre eigene Urteilskraft gebrauchen; Sie müssen üben und dann sehen, ob diese Dinge geschehen oder nicht. Genau so wie Sie es mit jeder anderen Wissenschaft tun, sollten Sie das Studium dieser Wissenschaft in Angriff nehmen. Es ist nichts Geheimnisvolles oder Gefährliches daran. Ihre Wahrheit sollte bei hellem Tage auf offener Straße verkündet werden. Jeder Versuch, diese Dinge zu mystifizieren, ist eine Gefahrenquelle.

Bevor ich fortfahre, will ich Ihnen etwas über die Philosophie des *sāṃkhya* sagen, auf die der ganze *rāja-yoga* sich gründet. Nach der Philosophie des *sāṃkhya* vollzieht sich die Wahrnehmung wie folgt: Die Reize äußerer Objekte werden von den äußeren Instrumenten den ihnen entsprechenden Zentren im Gehirn, den Sinnesorganen, zugeführt; die Sinnesorgane leiten die Reize dem Denkorgan zu, das Denkorgan leitet sie an das bestimmende Vermögen weiter, von dem der *puruṣa* (die Seele) sie empfängt, worauf die Wahrnehmung erfolgt. Darauf gibt er gleichsam die Anweisung an die motorischen Zentren weiter. Mit Ausnahme des *puruṣa* bestehen diese alle aus Materie, doch das Denkorgan ist aus viel subtilerer Materie gebildet als die Sinnesorgane. Aus dem gleichen Material wie das Denkorgan bestehen auch die aus subtilerer Materie gebildeten *tanmātras*. Diese werden — vergröbert — zum Baustoff der sichtbaren Welt. Dieses ist die Psychologie des *sāṃkhya*. Es besteht also zwischen dem Verstand und der gröberen Materie der sichtbaren Welt nur ein Gradunterschied. Der *puruṣa* allein ist immateriell. Das Denkorgan ist also gleichsam ein Instrument in Händen der Seele, durch das die Seele die Sinnesobjekte erfaßt. Das Denkorgan wandelt sich und schwankt beständig, kann sich aber in seiner Vollendung mit mehreren Sinnesorganen, mit nur einem Sinnesorgan, oder mit keinem, verbinden. Wenn ich z. B. die Uhr mit voller Aufmerksamkeit schlagen höre, sehe ich, obgleich meine Augen weit geöffnet sind, vielleicht nichts, weil das Denkorgan mit dem Gehörorgan, nicht aber zugleich auch mit dem Sehorgan, verbunden war. Das vollendete Denkorgan kann sich aber gleichzeitig mit allen Sinnesorganen verbinden. Es hat die Fähigkeit der Reflexion, der Rückschau in seine eigenen Tiefen. Die reflektive Fähigkeit will der *yogin* erwerben; durch Konzentration und durch Innenwendung sucht er die Vorgänge im Innern zu erforschen. Es handelt sich hier nicht um ein bloßes Fürwahrhalten, sondern um die Analyse, die gewissen Philosophen gelang. Die heutigen Physiologen sagen uns, daß nicht das Auge das Sehorgan sei, sondern daß dieses sich in einem der Nervenzentren des Gehirns befinde, wo sich entsprechend auch die Organe der anderen Sinne befänden. Sie sagen uns ferner, diese Zentren seien von der gleichen Substanz wie das Gehirn. Die *sāṃkhyas* behaupten dasselbe. Die erste Feststellung entstammt dem Gebiet der Physiologie, die zweite dem der Psychologie; dennoch stimmen beide überein. Unser Forschungsgebiet ist weder ein physiologisches, noch ein psychologisches.

Der *yogin* sucht jenen subtilen Stand der Innenschau zu erreichen, in welchem er die verschiedenen Zustände der Denksubstanz schauen kann. Sie müssen alle geistig wahrnehmbar sein. Man kann dann wahrnehmen, auf welche Weise der Sinneseindruck sich fortpflanzt, wie das Denkorgan ihn empfängt, wie er zum bestimmenden Vermögen weitergeleitet wird und wie dieses ihn dem *puruṣa* übermittelt. Wie es einer besonderen Vorbereitung auf jede Wissenschaft bedarf, und wie jede ihre eigene Methode hat, die man anwenden muß, um die betreffende Wissenschaft verstehen zu können, so ist es auch bei *rāja-yoga* der Fall.

Wir müssen unsere Ernährung regeln, müssen eine Nahrung wählen, bei der unser Geist am klarsten bleibt. Haben wir erst genügend Kräfte gesammelt, und sind wir mit unseren Übungen gut voran gekommen, so brauchen wir darin nicht mehr so ängstlich zu sein. Während des Wachstums muß die Pflanze eingehegt werden, damit sie nicht Schaden leidet. Wurde aber ein Baum daraus, so kann der Zaun entfernt werden; sie ist dann stark genug, allen Unbilden zu widerstehen.

Ein *yogin* muß die beiden Extreme, Luxus und Kasteiung, vermeiden. Er darf nicht fasten, noch seinen Leib foltern; wer es tut, heißt es in der *Gītā*, kann kein *yogin* sein. Wer fastet, wer sich wachhält, wer viel schläft, wer zuviel arbeitet, wer überhaupt nicht arbeitet, — keiner von diesen kann ein *yogin* sein.

2. KAPITEL

DIE ERSTEN STUFEN

Rāja-yoga besteht aus 8 Stufen. Die erste Stufe *-yama-* ist Nichttöten, Wahrhaftigkeit, Nichtstehlen, Enthaltsamkeit und das Nichtannehmen irgendwelcher Geschenke. Die nächste *-niyama-* verlangt Reinlichkeit, Zufriedenheit, Strenge, Studium und Selbsthingabe an Gott. Dann kommt *-āsana-* oder die rechte Sitzhaltung, *-prāṇāyāma-* oder Atembeherrschung, *-pratyāhāra-* oder Zurückziehen der Sinne von den Dingen der Außenwelt, *-dhāraṇā-* oder Konzentration, *-dhyāna-* oder Meditation, und *-samādhi-* oder Überbewußtsein. *Yama* und *niyama* sind, wie wir sehen, moralische Übungen Ohne sie als Grundlage würde keine Ausübung des *yoga* möglich sein. Sowie diese beiden fest begründet sind, wird der *yogin* die Wirkung seines Übens spüren. Ohne sie wird es immer fruchtlos bleiben. Ein *yogin* darf niemandem in Gedanken, Worten oder Werken Schaden zufügen. Barmherzigkeit soll nicht nur an Menschen geübt werden, sondern darüber hinaus die ganze Welt umfassen.

Die nächste Stufe ist *āsana,* die rechte Sitzhaltung. Täglich müssen eine Reihe körperlicher und geistiger Übungen vollführt werden, bevor es möglich ist, höhere Stufen zu erreichen. Deshalb müssen wir unbedingt eine Sitzhaltung finden, in der wir lange verharren können. Man sollte diejenige wählen, die einem am leichtesten fällt. Dem einen wird vielleicht zum Nachdenken eine Sitzhaltung sehr bequem sein, die einem anderen dabei sehr schwer fällt. Wir werden später sehen, daß im Körper während dieses psychologischen Studiums viel geschieht. Nervenströme müssen verlegt und in neue Bahnen geleitet werden. Neue Vibrationen entstehen, die ganze Konstitution wird gleichsam umgestaltet. Der größte Teil der Aktivität wird sich aber längs der Wirbelsäule entfalten, so daß bei der Sitzhaltung vor allem wichtig ist, die Wirbelsäule dadurch freizuhalten, daß man — aufrecht sitzend — Brust, Hals und Kopf in eine Gerade bringt. Lassen Sie das ganze Körpergewicht auf den Rippen ruhen und Sie werden, bei geradem Rückgrat, eine bequeme Sitzhaltung gefunden haben. Sie werden schnell entdecken, daß bei eingesunkener Brust ein hoher Gedankenflug unmöglich ist. Dieser Teil des *yoga* ähnelt in etwas dem *haṭha-yoga,* der sich nur damit befaßt, dem Körper große Kraft zu verleihen. Wir beschäftigen uns hier nicht mit *haṭha-yoga,* weil seine Übungen schwer und nicht schnell erlernbar sind und das geistige Wachstum schließlich doch nur wenig fördern. Viele dieser Übungen werden Sie bei Delsarte und anderen Lehrern finden, so z., B. die der verschiedenen Körperstellungen. Sie erstreben nur körperliche Ausbildung, keine psychologische Es gibt keinen einzigen Muskel im Körper. den der Mensch nicht völlig beherrschen könnte. Auf sein Geheiß kann das Herz zum Stillstand gebracht und wieder in Gang gesetzt werden, und ebenso ist die Herrschaft über jeden anderen Teil im Organismus möglich.

Dieser Zweig des *yoga* verhilft den Menschen zu langer Lebensdauer; Gesundheit ist der beherrschende Gedanke, das einzige Ziel des *haṭha-yogin.* Er ist fest entschlossen, nicht krank zu werden, und er wird es auch nie. Er wird alt, hundert Jahre bedeuten ihm nichts, mit 150 Jahren ist er noch ganz jung und munter und hat kein einziges weißes Haar. Das ist aber auch alles. Ein Banian-Baum wird oft 5000 Jahre alt, doch er ist nichts weiter als ein Banian-Baum. So ist auch der langlebige Mensch nicht viel mehr als ein gesundes Tier. Ein oder zwei der landläufigen Lehren der *haṭha-yogins* sind sehr nützlich. So werden z. B. einige von Ihnen finden, daß ein gutes Mittel gegen Kopfschmerzen ist, gleich morgens beim Aufstehen kaltes Wasser durch die Nase hochzuziehen; während des ganzen Tages wird Ihr Kopf dann angenehm kühl sein, und sie werden sich nie erkälten. Das ist sehr einfach zu machen: tauchen Sie die Nase in Wasser, ziehen Sie es durch die Nasenlöcher hoch und benutzen Sie die Kehle als Pumpe.

Für den, der gelernt hat, fest und aufrecht zu sitzen, folgt — gewissen Schulen zufolge — eine Übung, welche Reinigung der Nerven heißt. Dieser Teil wurde von einigen Autoritäten als nicht zu *rāja-*

yoga gehörend abgelehnt. Da aber eine so große Autorität wie der Kommentator *Śaṃkarācārya* ihn empfiehlt, scheint es mir richtig, ihn zu erwähnen, und ich möchte die von ihm in seinem Kommentar zur *śvetāśvatara upaniṣad* gegebenen Anweisungen zitieren: „Das durch *prāṇāyāma* von allen Schlacken gereinigte Bewußtsein erhält seinen festen Stand im *brahman;* darum wird *prāṇāyāma* gelehrt. Zuerst müssen die Nerven gereinigt werden, dann gewinnt man die Fähigkeit, *prāṇāyāma* zu üben. Verschließe das rechte Nasenloch mit dem Daumen und atme durch das linke Nasenloch ein so tief du kannst; dann stoße ohne irgendwelche Pause die Luft durch das rechte Nasenloch aus, während du das linke zuhältst. Atme wieder durch das rechte Nasenloch ein und danach durch das linke Nasenloch aus so lange es dir möglich ist. Wenn dies drei oder fünf Male viermal des Tages — vor Sonnenaufgang, mittags, abends und um Mitternacht — geschieht, hat man in vierzehn Tagen, oder einem Monat, Reinheit der Nerven erlangt, und es beginnt dann *prāṇāyāma.*"

Übung ist unbedingt notwendig. Sie können täglich eine geschlagene Stunde dasitzen und mir zuhören und werden doch, wenn Sie nicht üben, keinen Schritt vorwärts kommen. Das hängt ganz vom Üben ab. Sie werden diese Dinge niemals begreifen ohne sie vorher erfahren zu haben. Wir müssen sie selber wahrnehmen und fühlen. Es genügt nicht das bloße Anhören von Erklärungen und Theorien. Verschiedenes hindert uns am Üben. Das erste Hindernis ist ein kranker Körper, denn wenn der Körper nicht gut im Stande ist, wird ein Üben unmöglich sein. Deshalb müssen wir den Körper gesund erhalten; wir müssen auf unser Essen, Trinken und Tun achten. Verwenden Sie stets eine geistige Kraft, die für gewöhnlich „Christliche Wissenschaft" genannt wird, um den Körper bei Kräften zu erhalten. Das ist alles, und damit genug vom Körper. Wir dürfen nicht vergessen, daß Gesundheit nur Mittel zum Zweck ist. Wenn Gesundheit Selbstzweck wäre, würden wir sein wie die Tiere; Tiere erkranken selten.

Das zweite Hindernis ist der Zweifel. Wir zweifeln stets an dem, was wir nicht sehen. Der Mensch kann nicht vom Wort allein leben, so sehr er sich auch bemühen mag. Zweifel werden aufkommen, ob an diesen Dingen etwas Wahres sei, oder nicht. Selbst die Besten unter uns werden manchmal zweifeln. Durch Übung wird Ihnen aber schon innerhalb weniger Tage manches klar werden, gerade genug, um Sie zu ermutigen und Ihnen Hoffnung zu geben. Wie ein Kommentator der Philosophie des *yoga* es ausdrückt: „Wenn wir erst einen kleinen Beweis erhalten haben, werden wir der ganzen Lehre des *yoga* Glauben schenken." So werden Sie z. B. nach einigen Monaten des Übens entdecken, das Sie fremde Gedanken erraten können; sie werden Ihnen bildhaft erscheinen. Vielleicht werden Sie auch Zeuge eines in großer Entfernung sich abspielenden Vorgangs sein, wenn Sie es wünschen und sich darauf konzentrieren. Diese Lichtblicke werden Ihnen zuteil werden, anfangs nur hin und wieder, aber doch so, daß sie Ihnen Vertrauen, Kraft und Hoffnung verleihen. Wenn Sie z. B. Ihre Gedanken auf Ihre Nasenspitze konzentrieren, werden Sie in wenigen Tagen wunderbare Gerüche wahrnehmen. Das wird vollkommen als Beweis dafür genügen, daß gewisse geistige Wahrnehmungen ohne Berührung mit den Sinnesobjekten erfahrbar gemacht werden können. Wir dürfen aber nie vergessen, daß dies nur Mittel sind. Zweck und Ziel all dieser Übungen ist die Befreiung der Seele. Absolute Beherrschung der Natur, und sonst nichts, muß das Ziel sein. Wir müssen Herr über die Natur und nicht ihr Sklave sein; weder Körper, noch Geist darf Herr über uns sein, und wir dürfen auch nicht vergessen, daß der Körper uns gehört und nicht wir dem Körper gehören.

Ein Gott und ein Dämon gingen zu einem großen Weisen, um sich von ihm über das Selbst belehren zu lassen. Sie studierten lange bei ihm, und schließlich sagte ihnen der Weise: „Ihr selber seid jenes Wesen, das ihr sucht." Beide dachten, ihr Körper sei das Selbst. Sie kehrten sehr befriedigt zu den Ihren zurück und sprachen: „Alles Erlernbare haben wir gelernt; eßt, trinkt und seid guter Dinge; wir sind das Selbst; es gibt nichts Höheres als uns." Der Dämon war seiner Natur nach unwissend, verdunkelt, so daß er nie weiterforschte, sondern sich bei dem Gedanken vollkommen beruhigte, er sei Gott und mit dem Selbst sei der Körper gemeint. Der

Gott war klareren Wesens. Zuerst beging auch er den Fehler, zu denken: „Ich — dieser Körper — bin *brahman;* ich will ihn also stark erhalten, ihn gut kleiden und ihm alle möglichen Vergnügungen gewähren." Nach einigen Tagen sah er aber ein, daß der Weise das nicht gemeint haben konnte. Es mußte etwas Höheres sein. So ging er zurück und sagte: „Herr, lehrtet Ihr mich, dieser Körper sei das Selbst? Ja, aber ich sehe doch, daß alles Körperliche vergeht, und das Selbst kann doch nicht vergehen." Der Weise sagte: „Ergründe es selbst; du bist Das." Da dachte der Gott, die den Körper erhaltenden Lebenskräfte seien, was der Weise meine. Nach einer Weile bemerkte er aber, daß die Lebenskräfte erhalten blieben, wenn er aß, und daß sie schwanden, wenn er fastete. So ging der Gott zu dem Weisen zurück und sagte: „Herr, meintet Ihr mit dem Selbst die Lebenskräfte?" Der Weise sagte: „Ergründe es selbst; du bist Das." Der Gott kehrte wieder nach Hause zurück und dachte bei sich, ob vielleicht das Denkvermögen das Selbst sei. Nach kurzer Zeit erkannte er aber die Vielheit der Gedanken, wie sie bald gut, bald schlecht sind; das Denkvermögen war zu veränderlich, um das Selbst sein zu können. Er ging zu dem Weisen zurück und sagte: „Herr, ich kann nicht glauben, daß das Denkvermögen das Selbst ist; meintet Ihr das?" „Nein", erwiderte der Weise: „du bist Das; ergründe es selbst." Der Gott ging nach Hause und erkannte schließlich sich selber als das unausdenkbare Selbst, den Zeitlosen, der frei von

Geburt und Tod ist, den keine Schwerter durchbohren, den das Feuer nicht brennt, den der Wind nicht trocknet, den die Wasser nicht schmelzen, das anfang- und endlose, das unbewegliche, unfaßbare, allwissende, allmächtige Wesen, und daß es weder Körper noch Geist, sondern höher als alles sei. So gab er sich zufrieden. Der arme Dämon fand nicht die Wahrheit, weil er den Körper zu sehr liebte.

In dieser Welt sind solche dämonischen Naturen nicht selten, aber es gibt auch einige Götter. Nähme man sich vor, irgendeine Wissenschaft zu lehren, durch welche die Fähigkeit zum Sinnengenuß erhöht werden könnte, fänden sich Unzählige dazu bereit. Suchte man dagegen auf das höchste Ziel hinzuweisen, so fände man nur wenige Hörer. Sehr wenige können das Höchste begreifen, noch weniger haben die Geduld, es zu erreichen. Doch es gibt auch einige, die wissen, daß selbst wenn dem Körper eine Lebensdauer von tausend Jahren verliehen würde, nichts damit gewonnen wäre. Wenn die ihn zusammenhaltenden Kräfte von ihm weichen, muß der Körper zerfallen. Kein Sterblicher wurde je geboren, der auch nur einen Augenblick den Verwandlungsprozeß in seinem Körper aufhalten konnte. Was wir Körper nennen, ist eine Folge von Verwandlungen. „Wie in einem Strome die Wassermengen vor euren Augen immerfort wechseln und neue Mengen kommen, die dennoch von gleicher Gestalt sind, so verhält es sich auch mit dem Körper.“ Und doch muß der Körper stark und gesund erhalten werden, denn er ist das kostbarste Instrument, das wir besitzen.

Dieser menschliche Körper ist der mächtigste Körper im Weltall, und der Mensch ist das mächtigste Wesen. Der Mensch steht über allen Tieren, über allen Engeln. Es gibt nichts größeres als den Menschen. Selbst die *devas* (göttliche Wesen) müssen zur Erde zurückkehren und in Menschengestalt nach Befreiung streben. Nur der Mensch gelangt zur Vollkommenheit, was selbst den *devas* versagt bleibt. Den Juden und Mohammedanern zufolge schuf Gott den Menschen, nachdem er die Engel und alles sonst erschaffen hatte, und nach der Erschaffung des Menschen ließ er die Engel kommen und sich vor dem Menschen neigen, und alle taten es, außer Iblis. Da verfluchte ihn Gott, und er wurde Satan. Hinter dieser Allegorie verbirgt sich die tiefe Wahrheit, daß diese Menschengeburt die höchste uns mögliche ist. Die niedere Kreatur, das Tier, ist dumpf und besteht vorwiegend aus *tamas*. Das Tier kann keine hohen Gedanken fassen, auch können weder Engel noch *devas* ohne menschliche Geburt unmittelbar zur Freiheit gelangen. So ist auch innerhalb der menschlichen Gesellschaft zu großer Reichtum oder zu große Armut ein großes Hindernis für die Höherentwicklung der Seele. Aus den Mittelschichten kommen die Großen der Erde. Hier sind die Kräfte besonders gleichmäßig verteilt.

Um zu unserem Thema zurückzukehren, so folgt jetzt *prāṇāyāma*, Atembeherrschung. Was hat diese mit der Konzentration der Geisteskräfte zu tun? Die

Atmung könnte man das Schwungrad der Maschine nennen, die dieser Körper ist. Bei einer großen Maschine bewegt sich zuerst das Schwungrad, und dann wird die Bewegung auf immer feinere Teile übertragen, bis schließlich der empfindlichste und feinste Mechanismus der Maschine in Bewegung ist. Der Atem ist jenes Schwungrad, das jeden Teil des Körpers mit Triebkraft versorgt und sie regelt.

Ein mächtiger König hatte einen Minister, der fiel in Ungnade, und der König befahl, ihn zur Strafe im obersten Teil eines sehr hohen Turmes einzukerkern. Das geschah, und der Minister wurde dort seinem Verderben überlassen. Er besaß aber ein treues Weib, das kam nachts an den Turm, rief zu ihrem Mann hinauf und fragte ihn, womit sie ihm wohl helfen könne. Er sagte ihr, sie solle die nächste Nacht zum Turm zurückkommen und ein langes Seil, ein wenig starke Schnur, Bindfaden, Seidenfaden, einen Käfer und etwas Honig mitbringen. Höchst erstaunt gehorchte das brave Weib seinem Mann und brachte ihm das Gewünschte mit. Der Mann hieß sie den Seidenfaden fest an den Käfer knüpfen, dann dessen Fühlhörner mit einem Tropfen Honig bestreichen und ihn, mit dem Kopf nach oben, auf der Mauer des Turmes in Freiheit setzen. Sie befolgte alle seine Anweisungen, und der Käfer begann seine lange Reise. Vor sich den Geruch des Honigs, kroch er langsam vorwärts, in der Hoffnung, den Honig zu erreichen, bis er schließlich auf der Zinne des Turmes anlangte. Dort ergriff der

Minister den Käfer und kam damit in den Besitz des Seidenfadens. Dann befahl er seinem Weibe, an das andere Ende den Bindfaden zu knüpfen, und als er ihn heraufgezogen hatte, ließ er sie das gleiche mit der Schnur und schließlich mit dem Seil tun. Das übrige war dann ein Kinderspiel. Der Minister ließ sich am Seil vom Turm herunter und entfloh. In unserem Körper entspricht die Atmung diesem „Seidenfaden". Indem wir sie fassen und zu beherrschen lernen, ergreifen wir den „Bindfaden" der Nervenbahnen, von ihnen aus die starke Schnur unseres Denkens und schließlich das Seil des *prāṇa,* durch dessen Beherrschung wir Befreiung erlangen.

Wir wissen gar nichts von unserem Körper, können von ihm nichts wissen. Bestenfalls können wir einen Leichnam nehmen und ihn sezieren, und manche sind imstande, ein lebendes Tier zu sezieren, um festzustellen, was sich in seinem Körper befindet. Doch von unserem Körper wissen wir sehr wenig. Und weshalb? Weil unsere Aufmerksamkeit nicht genügend Unterscheidungskraft besitzt, um die ganz subtilen Bewegungen im Körper wahrzunehmen. Wir können sie erst erkennen wenn der Geist subtiler wird und, gleichsam, tiefer in den Körper eindringt. Um zu jener subtileren Wahrnehmung zu gelangen, müssen wir von den gröberen Wahrnehmungen ausgehen. Wir müssen dasjenige erfassen, was den ganzen Mechanismus in Gang setzt. Das ist der *prāṇa,* dessen augenfälligste Manifestation der Atem ist. Mit dem Atem werden wir dann langsam in den

Körper eindringen und dadurch imstande sein, etwas über die subtileren Kräfte zu erfahren, die Nervenbahnen, die den ganzen Körper durchziehen. Sobald wir lernen, sie wahrzunehmen, sie zu fühlen, werden wir anfangen, sie und den Körper zu beherrschen. Auch der Geist wird durch diese verschiedenen Nervenströme bewegt, so daß man schließlich die Fähigkeit vollkommener Beherrschung des Körpers und des Geistes erlangt und sich beide dienstbar macht. Wissen ist Macht. Zu dieser Macht müssen wir gelangen, und deshalb müssen wir mit dem Anfang, dem *prāṇāyāma,* beginnen und den *prāṇa* zurückhalten. Dieser *prāṇāyāma* ist ein umfangreiches Gebiet, und es wird mehrere Stunden zu seiner Erläuterung bedürfen. Wir werden ihn Stück für Stück besprechen.

Allmählich werden wir den Zweck jeder dieser Übungen erkennen und welche Kräfte im Körper sie in Bewegung setzen, aber es bedarf dazu beständiger Übung. Nichts von dem, was ich Ihnen sagen kann, wird für Sie beweiskräftig sein, solange Sie es sich nicht selbst bewiesen haben. Wenn Sie erst diese Ströme Ihren ganzen Körper durchdringen fühlen, wird aller Zweifel schwinden. Dazu bedarf es aber strenger täglicher Übung. Sie müssen mindestens zweimal am Tag üben, am besten gegen Morgen und gegen Abend. Wenn die Nacht in den Tag übergeht und der Tag in die Nacht, folgt dem eine Zeit relativer Stille. Der frühe Morgen und Abend sind die Zeiten größter Stille. Dann wird auch Ihr Körper zur Ruhe neigen. Wir sollten uns dieses zunutze machen und dann zu üben beginnen. Machen Sie es sich zur Regel, nüchtern zu üben. Wenn Sie dies tun, wird schon allein die Gewalt des Hungers Ihre Trägheit durchbrechen. In Indien lehrt man die Kinder, nie zu essen, bevor sie nicht geübt und ihre Andacht verrichtet haben, und nach einer Weile wird es ihnen zur zweiten Natur. Ein Knabe wird nicht eher Hunger verspüren, als bis er gebadet und geübt hat.

Diejenigen von Ihnen, die es sich leisten können, sollten lieber ein Zimmer nur für dieses Üben haben, aber schlafen Sie nicht in diesem Zimmer; es muß heiliggehalten werden. Sie dürfen das Zimmer nicht betreten, bevor Sie nicht gebadet haben und rein an Körper und Geist sind. Stellen Sie stets Blumen in dies Zimmer; sie sind die beste Umgebung für einen *yogin*. Schmücken Sie es auch mit angenehmen Bildern, und entzünden Sie morgens und abends Räucherwerk darin. Vermeiden Sie jeden Streit, oder Ärger, oder unheilige Gedanken in dem Zimmer, und lassen Sie nur Gleichgesinnte es betreten. Dann wird sich allmählich eine Atmosphäre der Sammlung darin bilden, so daß, wenn Sie unglücklich, voller Sorgen und Zweifel, oder aus dem Gleichgewicht geraten sind, das bloße Betreten dieses Raumes Sie beruhigen wird. Das war der Sinn des Tempels und der Kirche, und in manchen Tempeln und Kirchen werden Sie ihn noch heute verwirklicht finden, doch in den meisten Fällen ist gerade dieser Sinn verlorengegangen. Der Gedanke ist der, daß durch Bewahren heiliger Schwingungen an einer Stätte, diese der Erleuchtung voll wird und es bleibt. Wer sich kein abgesondertes Zimmer leisten kann, mag üben wo immer er will. Sitzen Sie dabei gerade aufgerichtet, und lassen Sie als erstes einen Strom heiliger Gedanken zu aller Kreatur hinausgehen. Wiederholen Sie in Gedanken: Glück allen Wesen, Friede allen Wesen, Freude allen Wesen. Tun Sie es nach Osten, Süden, Norden und Westen gewandt. Je häufiger Sie dies tun, desto wohler wird Ihnen selber sein. Schließlich werden Sie erkennen, daß man am ehesten durch die Sorge um die Gesundheit anderer gesund wird, daß man am ehesten durch die Sorge um das Glück anderer glücklich wird. Danach sollten die Gottgläubigen beten, doch nicht um Geld, nicht um Gesundheit, noch um den Himmel zu gewinnen. Bitten Sie um Erkenntnis und Erleuchtung; jedes andere Gebet ist voller Selbstsucht. Dann sollten Sie als nächstes an den eigenen Körper denken und dafür sorgen, daß er kräftig und gesund ist. Er ist das beste Instrument, das Sie besitzen. Stellen Sie sich ihn fest wie einen Diamanten vor, und daß Sie mit Hilfe dieses Körpers den Ozean des Lebens durchqueren werden. Freiheit bleibt dem Schwachen ewig unerreichbar. Werfen Sie alle Schwachheit von sich; sagen Sie Ihrem Körper, daß er stark ist, sagen Sie es auch Ihrem Geist, und seien Sie selber von Glauben und Hoffnung grenzenlos erfüllt.

3. KAPITEL

PRĀṆA

Prāṇāyāma betrifft nicht den Atem, wie viele meinen; der Atem hat, wenn überhaupt, dann wirklich nur sehr wenig damit zu tun. Das Atmen ist nur eine der vielen Übungen, durch die wir zum wahren *prāṇāyāma* gelangen. *Prāṇāyāma* bedeutet soviel wie Kontrolle des *prāṇa*. Den indischen Philosophen zufolge besteht das Weltall aus zwei Stoffen, deren einen sie *ākāśa* nennen. Es ist dies die allgegenwärtige, alles durchdringende Substanz. Alles Gestaltete, alles, was aus einer Verbindung hervorgeht, hat sich aus diesem *ākāśa* entwickelt. Es ist der *ākāśa,* der zur Sonne, zur Erde, zum Mond, zu den Sternen und Kometen wird; es ist der *ākāśa,* der zum menschlichen und zum tierischen Körper, zur Pflanze und zu jeder Form, die wir sehen, wird, zu allem, was sinnlich wahrnehmbar ist, zu allem, was existiert. Er selber ist nicht wahrnehmbar, er ist so subtil, daß er sich jeder gewöhnlichen Wahrnehmung entzieht. Man kann ihn erst sehen, wenn er sich verdichtet hat und Gestalt geworden ist. Am Beginn der Schöpfung gibt es nur diesen *ākāśa.* Am Ende des Zyklus löst sich das Feste, Flüssige und Gasförmige wieder in den *ākāśa* auf, und auch die nächste Schöpfung geht wieder aus diesem *ākāśa* hervor.

Durch welche Kraft wird aus dem *ākāśa* dieses Weltall gebildet? Durch die Kraft des *prāṇa*. Genau so wie *ākāśa* der unendliche, allgegenwärtige Stoff dieses Weltalls ist, ist *prāṇa* die unendliche, allgegenwärtig sich manifestierende Kraft. Am Anfang und am Ende eines jeden Zyklus wird alles zum *ākāśa*, und alle Kräfte des Weltalls lösen sich wieder in *prāṇa* auf. Im nächsten Zyklus entwickelt sich aus diesem *prāṇa* alles das, was wir Energie, was wir Kraft nennen. Es ist der *prāṇa*, der sich als Bewegung, als Schwerkraft, als Magnetismus kundtut. Es ist der *prāṇa*, der sich in den Verrichtungen des Körpers, den Nervenbahnen und als Denkkraft offenbart. Vom Gedanken abwärts bis zur untergeordnetsten Kraft ist alles einzig und allein die Manifestation des *prāṇa*. Die Gesamtheit aller Kräfte im Weltall, geistiger wie körperlicher, wird, wenn sie sich in ihren ursprünglichen Zustand aufgelöst hat, *prāṇa* genannt. „Als weder etwas war, noch nichts, als Dunkel das Dunkel bedeckte, was war da? Jener *ākāśa* ohne Bewegung." Die sichtbare Bewegung des *prāṇa* hatte aufgehört, aber er existierte trotzdem. Am Ende eines Zyklus erlöschen die jetzt im Weltall entfalteten Kräfte und werden potentiell. Am Beginn des nächsten Zyklus kommen sie wieder zum Vorschein und wirken auf den *ākāśa* ein. Aus dem *ākāśa* entstehen dann diese vielfachen Formen, und indem der *ākāśa* sich wandelt, wandelt sich auch der *prāṇa* zu all den verschiedenen Manifestationen von Kraft. In Wirklichkeit ist mit *prāṇāyāma* die

Erkenntnis und Beherrschung dieses *prāṇa* gemeint.

Das erschließt uns Möglichkeiten fast unbegrenzter Machtfülle. Angenommen, ein Mensch kennte z. B. den *prāṇa* bis ins Letzte und wüßte ihn zu beherrschen. Welche Kraft auf Erden stünde ihm nicht zu Gebote? Er würde imstande sein, Sonne und Sterne aus ihrer Bahn zu werfen und alles im Weltall — von den Atomen bis zur größten Sonne — zu beherrschen, weil er den *prāṇa* beherrschen würde. Dies ist das höchste Ziel des *prāṇāyāma*. Dem vollkommenen *yogin* wird die ganze Natur untertan sein. Wenn er den Göttern oder den Geistern der Verstorbenen zu erscheinen befiehlt, so werden sie es auf seinen Befehl hin tun. Alle Naturkräfte werden ihm wie Sklaven dienstbar sein. Wenn Unwissende die Wirkung dieser Kräfte des *yogin* sehen, nennen sie es Wunder. Es ist eine Eigentümlichkeit des *Hindu,* stets nach der letzten möglichen Verallgemeinerung zu suchen und die Ausarbeitung des Einzelnen einer späteren Zeit zu überlassen. In den *vedas* wird die Frage gestellt: „Was ist Jenes, durch die Erkenntnis dessen wir alles erkennen?“ So dienten alle Bücher, und alle Philosophien, die jemals geschrieben wurden, nur dazu, d a s zu erkennen, durch die Erkenntnis dessen alles erkannt wird. Wollte ein Mensch das ganze Weltall in allen seinen Teilen kennen, müßte er jedes einzelne Sandkörnchen kennen, wozu es unendlicher Zeit bedürfte. Er kann sie nicht alle kennen. Wie ist Erkenntnis dann möglich? Wie kann ein Mensch durch Einzelnes allwissend werden? Hinter allen einzelnen Ideen steht ein allgemeines Abstraktes, ein Prinzip. Wenn Sie es begreifen, haben Sie mit ihm alles begriffen. Wie in den *vedas* das gesamte Weltall auf jenes Eine Absolute Sein zurückgeführt wurde und der, welcher dieses Sein begriff, das ganze Weltall begriff, so wurden alle Kräfte auf diesen *prāṇa* zurückgeführt, und wer den *prāṇa* begriff, hat damit alle Kräfte des Weltalls, die geistigen wie die materiellen, begriffen. Wer den *prāṇa* in seine Gewalt bekam, hat den eigenen Geist und damit aller Menschen Geist in seine Gewalt bekommen. Wer den *prāṇa* in seine Gewalt bekam, hat seinen Körper und damit alle vorhandenen Körper in seine Gewalt bekommen, denn der *prāṇa* ist das Prinzip, das jeder Manifestation der Kraft zugrunde liegt.

Der einzige Inhalt des *prāṇāyāma* ist die Beherrschung des *prāṇa*. Alle seine Schulungen und Übungen dienen dem einen Ziel. Jeder muß da, wo er steht, beginnen, muß das Nächstliegende zu beherrschen suchen, also zunächst den eigenen Körper und Geist. Der unseren Körper und Geist bildende *prāṇa* ist uns von allem *prāṇa* im Weltall am nächsten. Diese kleine Welle des *prāṇa*, die unsere eigenen Kräfte, die geistigen wie die körperlichen, darstellt, ist uns von allen Wellen im unendlichen Meer des *prāṇa* die nächste. Nur wenn uns die Beherrschung dieser kleinen Welle gelingt, können wir hoffen, die Herrschaft über allen *prāṇa* zu gewinnen. Der *yogin*, dem dies gelang, erreicht Vollkommenheit. Er ist keiner Gewalt mehr untertan. Er wird nahezu allmächtig, nahezu allwissend. Wir finden in jedem Lande Sekten, die den Versuch einer Beherrschung des *prāṇa* machten. Hierzulande (U.S.A.) gibt es „Heiler durch den Geist", Glaubensheiler, Spiritualisten, Christliche Wissenschaftler, Hypnotisierende, usw., und wenn wir uns diese verschiedenen Gesellschaften näher ansehen, werden wir hinter jeder irgendeine Beherrschung des *prāṇa* entdecken, einerlei, ob sie davon wissen oder nicht. Es ist die eine Kraft, die sie handhaben, nur wissen sie es nicht. Sie trafen zufällig auf eine Kraft und benutzten sie unbewußt, ohne ihr Wesen zu erkennen. Es ist aber die gleiche, die der *yogin* benutzt und die im *prāṇa* ihren Ursprung hat.

Der *prāṇa* ist die Lebenskraft in allen Wesen. Das Denken ist die feinste und höchste Wirksamkeit des *prāṇa*. Denken ist wiederum nicht alles, wie wir sehen. Es gibt noch etwas, das wir Instinkt oder das Unbewußte nennen, der niederste Grad der Wirksamkeit des *prāṇa*. Wenn eine Mücke uns sticht, werden wir automatisch, instinktiv, mit der Hand nach ihr schlagen. Das ist der eine Ausdruck des Denkens. Alle Reflexbewegungen des Körpers gehören dieser Ebene des Denkens an. Dann gibt es die andere Ebene, die des bewußten Denkens. Ich schließe, ich urteile, ich denke, ich erwäge das Für und Wider gewisser Dinge; aber das ist nicht alles. Wir wissen, daß der Verstand seine Grenzen hat. Er kann nur bis zu einem bestimmten Punkte vordringen und nicht darüber hinausgelangen. Der Kreis, in dem er sich bewegt, ist wirklich sehr, sehr eng gezogen. Kometengleich dringt einiges in diesen Kreis ein, und es kommt sicher von jenseits der Grenze, obgleich unser Verstand als solcher diese nicht überschreiten kann. Die Ursachen der in den Bereich dieser engen Grenzen sich eindrängenden Phänomene liegen außerhalb seiner. Das Bewußtsein kann sich auf einer noch höheren Ebene halten, der des Überbewußten. Wenn das Bewußtsein diesen Stand, *samādhi* genannt, erreicht hat — völlige Konzentration, Überbewußtsein —, überschreitet es die Grenzen des Verstandes und sieht sich Tatsachen gegenüber, die weder Instinkt noch Verstand je erkennen können. Jede Handhabung der subtileren Kräfte des Körpers — der verschiedenen Manifestationen des *prāṇa* — gibt, wenn geschult, dem Geist einen Anstoß, verhilft ihm zu höherem Aufschwung und dazu, den überbewußten Stand zu erreichen, von dem aus er wirkt.

In diesem Weltall gibt es in jeder Seinssphäre eine einheitliche Substanz. Als Stoff ist das Weltall eine Einheit: zwischen der Sonne und Ihnen besteht kein Unterschied. Der Naturwissenschaftler wird Ihnen sagen, daß die Behauptung des Gegenteils nur eine Fiktion sei. Zwischen dem Tisch und mir besteht kein wirklicher Unterschied; der Tisch ist ein Punkt innerhalb der Materie und ich bin ein anderer. Jede Form bildet gleichsam einen Wirbel im unendlichen Ozean der Materie, in dem nichts sich gleich bleibt. Wie in einem reißenden Strom vielleicht Millionen von Wirbeln sind, und das Wasser wechselt darin jeden Augenblick, dreht sich sekundenlang im Kreise und strömt dann — von neuen Wassermengen verdrängt — wieder hinaus, so ist das Weltall eine einzige, beständig wechselnde Masse von Materie, in der die Daseinsformen ebensovielen Wirbeln entsprechen. Ein Teil Materie gerät in einen Wirbel, sagen wir einen menschlichen Körper, verweilt dort eine Zeitlang, verwandelt sich und geht in einen anderen, sagen wir einen Tierkörper über, von dem aus er in ein paar Jahren wieder in einen anderen Wirbel gerät, z. B. einen Klumpen Erz. Es ist ein beständiger Wechsel. Kein einziger Körper hat Bestand. Nur im Bereich der Sprache gibt es so etwas wie meinen Körper oder Ihren Körper. In der einen ungeheuren Masse der Materie wird der eine Punkt Mond genannt, ein anderer Sonne, ein anderer Mensch, ein anderer Erde, ein anderer Pflanze, ein anderer Erz. Nicht eines von diesen ist beständig, alles dagegen wandelt sich, weil die Materie sich ewig verdichtet und wieder auflöst. Im Geistigen ist es dasselbe. Die Materie ist eine Erscheinungsform des Äthers. Wenn die Einwirkung des *prāṇa* den substilsten Grad erreicht, wird der gleiche Äther sich in diesem Zustande feinerer Schwingung als Geist manifestieren und auch da noch eine ungebrochene Einheit bilden. Wenn Sie sich diese feineren Schwingungen zu eigen gemacht haben, werden Sie erkennen und fühlen, daß das ganze Weltall aus feinen Schwingungen besteht. Zuweilen haben gewisse Drogen die Eigenschaft, uns schon im Wachbewußtsein in jenen Zustand zu versetzen. Viele von Ihnen werden sich des berühmten Experimentes von Sir Humphrey Davis erinnern, wie er — vom Lachgas überwältigt — während der Vorlesung bewegungslos und wie betäubt verharrte und hinterher behauptete, das Weltall bestünde aus Ideen. Während der Zeit hatten gleichsam die groben Schwingungen aufgehört und nur die feinen Schwingungen, die er Ideen nannte, existierten für ihn. Er konnte nur die feinen Schwingungen wahrnehmen, die ihn umgaben. Alles war Gedanke geworden; das ganze Weltall war ein Gedanken-Meer, er und alle anderen hatten sich in kleine Gedanken-Wirbel verwandelt.

So finden wir auch in der Welt des Denkens Einheit, und wenn wir schließlich zum Selbst gelangen, wissen wir: dieses Selbst kann nur das Eine sein. Jenseits der Schwingungen der Materie, in ihren groben und subtilen Aspekten, jenseits aller Bewegung gibt es nur das Eine. Selbst in manifestierter Bewegung gibt es nur Einheit. Diese Tatsachen lassen sich nicht mehr leugnen. Auch die moderne Physik hat bewiesen, daß die Summe aller Kräfte im Weltall überall die gleiche ist. Es wurde auch bewiesen, daß die Summe dieser Kräfte in zweierlei Gestalt vorhanden ist. Sie wird potentielle Kraft, besänftigt und beruhigt sich, tritt gleich darauf manifestiert in Gestalt aller dieser Kräfte wieder hervor und sinkt erneut in den Zustand der Ruhe zurück, um sich von neuem zu manifestieren. So setzt sich ihre Entfaltung und Zusammenfaltung in alle Ewigkeit fort. Die Beherrschung dieses *prāṇa* wird, wie vorher schon gesagt wurde, *prāṇāyāma* genannt.

Die augenfälligste Manifestation dieses *prāṇa* im menschlichen Körper ist die Bewegung der Lungen. Wenn sie aufhört, werden für gewöhnlich alle übrigen Manifestationen von Kraft im Körper sofort zum Stillstand kommen. Es gibt aber Menschen, die sich derart trainieren können, daß der Körper sogar nach Aufhören dieser Bewegung weiterlebt. Es gibt einige Menschen, die sich tagelang begraben lassen und trotzdem ohne Atmung leben können. Um zum Subtilen zu gelangen, müssen wir das Grobe zu Hilfe nehmen und uns so langsam auf das Subtilste zubewegen, bis wir unser Ziel erreicht haben. *Prāṇāyāma* bedeutet in Wirklichkeit die Beherrschung dieser Bewegung der Lungen, und die Bewegung steht mit dem Atem in Zusammenhang. Nicht, daß der Atem sie erzeugte; im Gegenteil, sie erzeugt den Atem. Diese Bewegung zieht die Luft wie eine Pumpe ein. Der *prāṇa* setzt die Lungen in Bewegung, und die Bewegung der Lungen saugt die Luft ein. So ist *prāṇāyāma* nicht Atmen, sondern die Beherrschung der Muskelkraft, die die Lungen in Bewegung setzt. Diese muskelbewegende Kraft, die, von den Nerven ausgehend, den Muskeln und von diesen den Lungen übermittelt wird, sie in bestimmter Weise in

Bewegung setzend, ist der *prāṇa,* den es zu beherrschen gilt. Wenn wir gelernt haben, den *prāṇa* zu beherrschen, werden wir sofort bemerken, daß wir alle übrigen Funktionen des *prāṇa* im Körper allmählich in unsere Gewalt bekommen. Ich selber sah Menschen, die nahezu jeden Muskel ihres Körpers in der Gewalt hatten. Und warum sollte das nicht möglich sein? Wenn ich bestimmte Muskeln beherrschen kann, warum dann nicht alle Muskeln und Nerven im Körper? Warum sollte das unmöglich sein? Diese Beherrschung ging uns verloren, und die Bewegung wurde automatisch. Die meisten Menschen können die Ohren nicht willkürlich bewegen, wir wissen aber, daß Tiere es können. Wir besitzen diese Fähigkeit nicht, wenn wir sie nicht ausbilden.

Andrerseits wissen wir, daß latent gewordene Bewegung wieder zur Manifestation gebracht werden kann. Durch angestrengte Arbeit und Übung können wir bestimmte Bewegungen im Körper, die in hohem Grade stillgelegt sind, wieder völlig beherrschen lernen. Wir sehen, daß es nicht nur möglich, sondern sogar sehr wahrscheinlich ist, daß jeder Teil des Körpers völlig beherrscht werden kann. Das erreicht der *yogin* durch *prāṇāyāma.* Vielleicht haben einige von Ihnen gelesen, daß man beim *prāṇāyāma* den ganzen Körper beim Einatmen mit *prāṇa* anfüllen soll. In englischen Übersetzungen ist *prāṇa* irrtümlicherweise mit Atem übersetzt und Sie werden fragen, wie das zu machen sei. Jeder Teil des Körpers kann mit *prāṇa,* dieser vitalen

Kraft. angefüllt werden, und wenn Ihnen das gelingt, werden Sie den ganzen Körper beherrschen können. Sie werden dann aller körperlichen Krankheit und Schwäche vollkommen Herr werden, und nicht nur das, Sie werden auch auf das Körperliche anderer Menschen einwirken können. Alles wirkt ansteckend in dieser Welt, das Gute wie das Schlechte. Befindet sich Ihr Körper in einem gewissen Zustande der Spannung, so wird er leicht die gleiche Spannung in anderen erzeugen. Sind Sie stark und gesund, so wird Ihre Umgebung auch zu Kraft und Gesundheit neigen. Sind Sie dagegen krank und schwach, so wird Ihre Umgebung es leicht auch sein. Wenn ein Mensch einen anderen zu heilen sucht, wird er als erstes versuchen, einfach die eigene Gesundheit auf den anderen zu übertragen. Das ist die primitivste Art der Heilung. Bewußt oder unbewußt kann Gesundheit übertragen werden. Ein sehr Starker, der mit einem Schwachen zusammenlebt, wird Kraft auf ihn übertragen, ob er es weiß oder nicht. Geschieht es bewußt, so wird die Wirkung eine schnellere und tiefere sein. Es gibt Fälle, in denen ein Mensch vielleicht selber nicht sehr gesund ist, wo wir aber trotzdem wissen, daß er andere heilen kann. Der Erstgenannte hat in dem Fall etwas mehr Gewalt über seinen *prāṇa* und kann jeweils diesen *prāṇa* gleichsam in einen bestimmten Zustand der Schwingungen versetzen und auf jemand anderen übertragen.

Es hat sogar Fälle gegeben, in denen dies als

Fernheilung geschah, doch in Wirklichkeit gibt es keine Entfernung im Sinn einer Unterbrechung. Besteht eine Kluft zwischen Ihnen und der Sonne? Es ist alles eine ununterbrochene Materie, in der die Sonne ein Teil ist und Sie ein anderer sind. Besteht eine Kluft zwischen zwei Teilen eines Flusses? Warum sollte sich dann nicht jede Kraft fortpflanzen können? Es sprechen keine Gründe dagegen. Fernheilungen sind durchaus möglich. Der *prāṇa* kann auf sehr weite Entfernungen hin übermittelt werden, doch auf einen echten Fall kommen Hunderte von betrügerischen. Dieses Heilverfahren ist nicht so einfach wie man es sich vorstellt. In den einfachsten Fällen solcher Heilung werden Sie finden, daß die Heiler einfach vom natürlichen Gesundheitszustand des Patienten ausgehen. Ein Allopath verordnet, wenn er Cholerakranke behandelt, seine Medikamente; der Homöopath verordnet die seinen, und vielleicht erzielt er bessere Heilerfolge als der Allopath, weil er seine Patienten nicht beunruhigt, sondern sie den natürlichen Heilkräften überläßt. Der Glaubensheiler erzielt noch größere Heilerfolge, weil er seine Geisteskraft einwirken läßt und durch Glauben den schlummernden *prāṇa* im Kranken weckt.

Einen Fehler begehen die Glaubensheiler beständig: sie meinen, der Glaube heile den Menschen unmittelbar. Doch der Glaube allein reicht als Begründung nicht aus. Bei manchen Krankheiten ist das schlimmste Symptom dieses, daß der Kranke diese Krankheit gar nicht zu haben glaubt. Der unermeßliche Glaube des Kranken ist selbst ein Symptom der Krankheit und kündet meistens seinen nahen Tod an. Auf solche Fälle ist der Grundsatz, daß Heilung durch den Glauben möglich sei, nicht anwendbar. Wenn der Glaube allein heilen könnte, würden auch diese Kranken geheilt werden. Die wirkliche Heilung erfolgt durch den *prāṇa*. Der lautere Mensch, der den *prāṇa* beherrscht, vermag ihn in bestimmte Schwingungen zu versetzen, die auf andere übertragbar sind, in denen sie die gleichen Schwingungen hervorrufen. Die alltäglichen Vorgänge beweisen es Ihnen. Ich spreche zu Ihnen. Was tue ich damit? Ich versetze meinen Geist gleichsam in bestimmte Schwingungen, und je besser mir das gelingt, um so ergriffener werden Sie von meinem Vortrag sein. Sie alle wissen, daß an den Tagen, an denen ich hingerissener bin, Sie mehr von der Vorlesung haben, und daß Sie sich gelangweilt fühlen, wenn ich es weniger bin.

Die gewaltigen Willenskräfte der Welt, die Weltbeweger, können ihr *prāṇa* in starke Schwingungen versetzen, die so gewaltig und machtvoll sind, daß andere im Nu davon ergriffen werden. Tausende werden von ihnen angelockt, und die halbe Welt denkt wie sie. Die großen Propheten beherrschten den *prāṇa* in wunderbarster Weise, und das verlieh ihnen ungeheure Willenskraft. Sie hatten ihren *prāṇa* zu höchster Schwingungsstärke gesteigert, und das gab ihnen Macht, die Welt zu regieren. Der Ursprung aller Kraft-Offenbarung liegt in dieser Beherrschung. Die Menschen kennen vielleicht gar nicht das Geheimnis, aber dies ist eine der Erklärungen. Manchmal drängt der vorhandene *prāṇa* in ihrem Körper machtvoll nach einer bestimmten Stelle hin. Das Gleichgewicht ist gestört, und wenn das Gleichgewicht des *prāṇa* gestört ist, entsteht das, was wir Krankheit nennen. Die Ableitung von überschüssigem *prāṇa*, und die Zuleitung von fehlendem würde die Krankheit heilen. Das ist wiederum *prāṇāyāma*, daß man erkennen lernt, ob in einem Teil des Körpers zu viel oder zu wenig *prāṇa* vorhanden ist. Das Gefühl dafür wird sich so verfeinern, daß es einem spürbar sein wird, wenn in der Zehe oder im Finger zu wenig *prāṇa* ist, und daß man imstande sein wird, sie damit zu versorgen. Das sind einige der vielfachen Wirkungsweisen des *prāṇāyāma*. Sie müssen langsam und schrittweise erlernt werden, und wie Sie sehen, ist in Wirklichkeit das einzige Ziel des *rāja-yoga*, zu lehren, wie der *prāṇa* zu beherrschen und den verschiedenen Ebenen zuzuleiten ist. Hat jemand seine Kräfte konzentriert, so meistert er den in seinem Körper befindlichen *prāṇa*. Wenn einer meditiert, konzentriert er ebenfalls den *prāṇa*.

Das Meer hat berghohe Wellen und kleine und immer noch kleinere, bis hinab zu kleinen Wasserblasen, aber sie alle sind das unendliche Meer. Die Wasserblase hängt mit dem Meer an einem Ende zusammen und die ungeheure Welle an einem anderen.

So ist der eine vielleicht ein ganz Großer und der andere eine kleine Wasserblase, aber jeder steht in Verbindung mit jenem unendlichen Meer von Kraft, welches das gemeinsame Geburtsrecht aller lebenden Wesen ist. Überall wo Leben ist, befindet sich hinter ihm der Speicher unendlicher Kräfte. Eine Form, die als irgendein Pilz, als ein winziges mikroskopisches kleines Bläschen beginnt, und sich fortwährend aus diesem unendlichen Kräftespeicher versorgt, wird langsam und stetig umgewandelt, bis sie im Lauf der Zeit Pflanze, dann Tier, dann Mensch und schließlich Gott wird. Das wird in Millionen von Äonen erreicht. Was aber bedeutet Zeit? Eine Beschleunigung der Entwicklung, eine Steigerung des Kampfes kann den Abgrund Zeit überbrücken. Was für gewöhnlich lange Zeit braucht, kann — so sagt der *yogin* — durch Intensität des Prozesses abgekürzt werden. Es kann sein, daß ein Mensch nur langsam vorankommt, während er diese Kraft aus dem im Weltall vorhandenen unendlichen Vorrat in sich strömen läßt, und vielleicht braucht er Hunderttausende von Jahren, um ein *deva* zu werden, und danach vielleicht fünfhunderttausend Jahre, um noch höher hinauf zu gelangen, und vielleicht fünf Millionen Jahre, um Vollendung zu finden. Durch beschleunigtes Wachstum wird die Zeit verkürzt werden. Warum sollte bei genügender Anstrengung diese Vollendung nicht in sechs Monaten oder sechs Jahren erreichbar sein? Eine Grenze gibt es nicht. Bei vernünftiger Überlegung wird das klar. Wenn eine Maschine bei einem bestimmten Kohlenverbrauch zwei Meilen die Stunde zurücklegt, wird sie bei größerer Kohlenzufuhr für die gleiche Strecke weniger Zeit brauchen. Warum sollte nicht in gleicher Weise die Seele durch Steigerung ihrer Aktivität schon in diesem Leben Vollkommenheit erlangen? Wir wissen, daß alle Wesen schließlich dieses Ziel erreichen werden. Wer wird aber diese Millionen von Äonen warten wollen? Warum es nicht sofort erreichen, in diesem Leben schon, in dieser Menschengestalt? Warum soll ich nicht schon jetzt zu diesem unendlichen Wissen, dieser unendlichen Macht gelangen?

Das Ideal des *yogin,* die ganze Wissenschaft des *yoga,* ist auf das eine Ziel gerichtet: die Menschen zu lehren, wie sie durch Steigerung der Verwandlungskraft den Weg zur Vollendung abkürzen können, statt langsam, Schritt für Schritt, voranzukommen und zu warten, bis das ganze Menschengeschlecht zur Vollendung gelangt ist. Was taten die großen Propheten, Heiligen und Seher? In der kurzen Spanne eines einzigen Lebens durchlebten sie das gesamte Dasein der Menschheit, durchmaßen sie den gesamten Zeitraum, dessen die Menschheit zur Vollendung bedarf. Sie vollendeten sich in einem einzigen Leben; sie dachten an nichts anderes, sie lebten keinen Augenblick einer anderen Idee, und so verkürzte sich ihnen der Weg. Konzentration bedeutet Steigerung der Verwandlungskraft und dadurch Abkürzung der Zeit. *Rāja-yoga* ist die

Wissenschaft, die uns lehrt, wie wir Konzentrationsfähigkeit erwerben können.

Was hat nun *prāṇāyāma* mit Spiritismus zu tun? Der Spiritismus ist auch eine Ausdrucksform des *prāṇāyāma*. Sollte es Geister von Verstorbenen geben, die uns nur nicht wahrnehmbar sind, so wäre es gut möglich, daß wir von Hunderten, ja Millionen, umgeben sind, die wir weder sehen, noch fühlen, noch berühren können. Vielleicht gehen wir beständig, hin und her, durch sie hindurch, und sie sehen und fühlen es nicht. Ein Kreis innerhalb eines Kreises, eine Welt innerhalb einer Welt. Wir haben fünf Sinne und wir stellen den *prāṇa* in einem bestimmten Schwingungszustand dar. Alle Wesen des gleichen Schwingungsgrades werden einander sehen; wenn es aber Wesen gibt, die den *prāṇa* eines höheren Schwingungsgrades darstellen, werden sie uns nicht sichtbar sein. Wir können ein Licht verstärken, bis wir es überhaupt nicht mehr sehen können. Es gibt aber vielleicht Wesen, die so starke Augen haben, daß sie dies Licht zu sehen vermögen. Sind hingegen seine Schwingungen sehr schwach, so sehen wir zwar ein Licht nicht, aber es gibt Tiere, die es wahrnehmen können, z. B. Katzen, oder Eulen. Unser Sehkreis entspricht nur einem der Schwingungszustände dieses *prāṇa*. Nehmen Sie als Beispiel die Atmosphäre. Sie besteht aus übereinanderliegenden Schichten, doch die der Erde näherliegenden Schichten sind dichter als die darüber liegenden, und je höher Sie kommen, um so dünner wird die Atmosphäre. Oder denken Sie an das Meer. Je tiefer Sie kommen, um so stärker wird der Druck des Wassers sein, und Tiere, die auf dem Meeresgrund leben, können nie an die Oberfläche kommen, weil sie sonst zerbrechen würden.

Stellen Sie sich das Weltall als ein Äthermeer vor, das aus Schichten verschieden starker Schwingungen besteht, die der Einwirkung des *prāṇa* unterliegen. An der Peripherie sind die Schwingungen schwächer, während sie dem Mittelpunkt zu stärker und stärker werden. Jeder Schwingungsgrad bildet eine Ebene für sich. Dann stellen Sie sich diese Reihen von Schwingungen in Sphären aufgeteilt vor, — soviele Millionen von Meilen einer Schwingungsart und ebensoviele Millionen von Meilen einer anderen, noch höheren, und so fort. Es ist also möglich, daß die in der Sphäre eines bestimmten Schwingungszustandes Lebenden einander, aber nicht diejenigen erkennen können, die sich über ihnen befinden.

In gleicher Weise aber, wie wir durch Fernrohr und Mikroskop unser Sehvermögen zu erweitern vermögen, können wir uns auch durch den *yoga* in den Schwingungszustand einer anderen Sphäre versetzen, so daß wir imstande sind, die Vorgänge in ihr wahrzunehmen. Nehmen wir an, dieses Zimmer sei angefüllt mit Wesen, die für uns unsichtbar sind. Sie stellen den *prāṇa* in einem bestimmten Schwingungszustande dar und wir in einem anderen, sie in einem schnellen, wir in einem langsamen. Der *prāṇa* ist das Material, aus dem sie, so gut wie wir, gebildet sind. Alle sind Teile des einen Meeres von *prāṇa* und sind nur dem Schwingungsgrade nach verschieden. Kann ich mich in die schnellen Schwingungen versetzen, so wird diese Sphäre sich sofort für mich verwandeln. Ich werde Sie nicht mehr sehen. Sie werden entschwinden und jene anderen werden sichtbar werden. Vielleicht wissen einige von Ihnen, daß es so ist. Dieser ganze Vorgang des Hinüberführens des Geistes in den Zustand höherer Schwingung liegt in dem einen Worte *yoga-samādhi* beschlossen. All diese höheren Schwingungsgrade, überbewußte Schwingungen des Geistes, sind in jenem einen Wort *samādhi* zusammengefaßt, und gerade auf den unteren Stufen des *samādhi* werden uns diese Wesen sichtbar. Die höchste Stufe des *samādhi* ist jene, auf der wir das Wirkliche schauen und des Baustoffes gewahr werden, aus dem das Ganze dieser Hierarchie von Wesen gebildet ist. Wenn wir den einen Tonklumpen kennen, kennen wir allen Ton im Weltall.

So sehen wir also, daß *prāṇāyāma* sogar die Wahrheiten des Spiritismus mit einbegreift. Ebenso werden Sie finden, daß überall da, wo irgendeine Sekte oder Menschengemeinschaft ein Okkultes, Mystisches oder Verborgenes zu erforschen sucht, sie im Grunde diesen *yoga* anwendet, diesen Versuch macht, den *prāṇa* zu beherrschen. Sie werden sehen, daß überall da, wo sich ungewöhnliche Kraft entfaltet, sie die Manifestation dieses *prāṇa* ist.

Selbst die Naturwissenschaften lassen sich in den *prāṇāyāma* einfügen. Was setzt die Dampfmaschine in Bewegung? Der durch den Dampf aktiv werdende *prāṇa*. Was sind alle diese Phänomene der Elektrizität usw. denn anderes als *prāṇa?* Was sind die Naturwissenschaften? Die Wissenschaft des *prāṇāyāma,* unter Zuhilfenahme sichtbarer Mittel. Der sich als geistige Kraft manifestierende *prāṇa* kann allein durch geistige Mittel beherrscht werden. Jener Teil des *prāṇāyāma,* der die sichtbaren Manifestationen des *prāṇa* durch sichtbare Mittel zu beherrschen sucht, nennt sich Naturwissenschaft, und der andere, der die Manifestationen des *prāṇa,* als geistiger Kraft, durch geistige Mittel zu beherrschen sucht, heißt *rāja-yoga.*

4. KAPITEL

DER PSYCHISCHE PRĀṆA

Den *yogins* zufolge befinden sich in der Wirbelsäule zwei Nervenstränge, *piṅgalā* und *iḍā* genannt, und ein hohler Kanal namens *suṣumṇā*, der im Rükkenmarkskanal verläuft. Am unteren Ende des hohlen Kanales befindet sich, was die *yogins* den „Lotus der *kuṇḍalinī*" nennen. Sie beschreiben ihn als dreieckig geformt, darin — in der Symbolsprache der *yogins* — eine Kraft zusammengerollt ruht, die *kuṇḍalinī* genannt wird. Wenn diese *kuṇḍalinī* erwacht, sucht sie sich einen Weg durch jenen hohlen Kanal zu erzwingen, und in ihrem stufenweisen Aufstieg öffnet sich gleichsam eine Bewußtseinsschicht nach der anderen, und es werden dem *yogin* die verschiedenen Visionen und wunderbaren Kräfte zuteil. Erreicht sie das Gehirn, so ist der *yogin* völlig losgelöst von Körper und Bewußtsein; die Seele sieht sich befreit. Wir wissen, daß die Wirbelsäule eigentümlich geformt ist. Wenn wir die Zahl acht horizontal (∞) nehmen, ergeben sich zwei in der Mitte verbundene Teile. Angenommen, Sie fügten eine Acht nach der anderen hinzu, indem Sie alle aufeinanderschichten, so würde das ein Bild der Wirbelsäule ergeben. Die linke Seite ist die *iḍā*, die rechte die *piṅgalā*, und jener hohle Kanal, der die Mitte des Rückenmarkskanals durchzieht, die *suṣumṇā.* Da, wo der Rückenmarkskanal an einem der Lendenwirbel endet, verläuft nach unten eine feine Faser, und der Kanal durchzieht sogar diese Faser, nur sehr verfeinert. Der Kanal ist an seinem unteren Ende geschlossen, das sich in der Nähe des sogenannten Kreuzbein-Geflechts befindet, das, der modernen Physiologie nach, dreieckig geformt ist. Die verschiedenen Geflechte, die ihre Zentren im Rückenmarkskanal haben, können sehr gut den verschiedenen „Lotussen" des *yogin* entsprechen.

Der *yogin* stellt sich verschiedene Zentren vor, beginnend mit dem *mūlādhāra,* dem untersten Zentrum, und endend mit dem *sahasrāra,* dem tausendblättrigen Lotus im Gehirn. Wenn wir also annehmen, daß diese verschiedenen Geflechte diesen Lotussen entsprechen, läßt sich der Gedankengang des *yogin* sehr gut unter der Terminologie der modernen Physiologie verstehen. Wir kennen zwei Arten von Wirksamkeit innerhalb dieser Nervenstränge: eine zuleitende und eine nach außen führende; eine sensorische und eine motorische; eine zentripetale und eine zentrifugale. Die eine leitet die Empfindungen nach dem Gehirn und die andere vom Gehirn nach den äußeren Körperteilen. Diese Schwingungen stehen letzten Endes alle mit dem Gehirn in Verbindung. Wir müssen uns zum Verständnis des Folgenden noch einige andere Tatsachen vergegenwärtigen. Das Rückenmark mündet im Gehirn in einer Art Ausbuchtung, der Medulla, die nicht mit dem Gehirn verbunden ist, sondern darin in einer Flüssigkeit schwimmt. Wenn also den Kopf ein Schlag treffen sollte, würde die Gewalt desselben durch die Flüssigkeit unwirksam werden und den Knollen nicht verletzen. Es ist wichtig sich dieser Tatsache zu erinnern. Zweitens müssen wir noch wissen, daß wir uns von allen Zentren vor allem drei zu merken haben: den *mūlādhāra* (als Basis), den *sahasrāra* (den tausendblättrigen Lotus des Gehirns) und den *maṇipūra* (den Lotus des Nabels). Zunächst wollen wir ein Beispiel aus der Physik wählen. Wir alle hören von Elektrizität und verschiedenen anderen Kräften, die mit ihr in Verbindung stehen. Was Elektrizität ist, weiß kein Mensch, aber soviel wir wissen, ist sie eine Art Bewegung.

Es gibt noch verschiedene andere Arten von Bewegung. Was für ein Unterschied besteht zwischen ihnen und der Elektrizität? Angenommen, dieser Tisch bewegte sich — es bewegten sich die Moleküle, aus denen dieser Tisch besteht, in verschiedener Richtung. Würden sie alle nach einer Richtung hin bewegt werden, so geschähe es durch Elektrizität. Die durch Elektrizität hervorgerufene Bewegung läßt die Moleküle eines Körpers sich in ein und derselben Richtung bewegen. Würden in einem Raum alle Moleküle der Luft zur Bewegung in einer Richtung veranlaßt, so entstünde dadurch eine ungeheure Batterie der in dem Zimmer vorhandenen Elektrizität. Wir müssen uns noch einer anderen Tatsache aus der Physiologie erinnern, daß nämlich das Zentrum, von dem aus das Atmungssystem reguliert wird, eine Art Kontrolle auch über das Nervensystem ausübt.

Nun werden wir sehen, wozu Atemübungen gut sind. Zu allererst erhalten alle Moleküle im Körper durch rhythmisches Atmen die Tendenz, sich in gleicher Richtung zu bewegen. Wenn Geist sich in Willen umsetzt, geraten die Ströme in eine der Elektrizität ähnliche Bewegung, da — wie sich herausgestellt hat — die Nerven sich unter der Einwirkung elektrischer Ströme polar verhalten. Dies ist ein Beweis dafür, daß der Wille sich in etwas der Elektrizität Ähnliches verwandelt, wenn er auf die Nervenstränge übertragen wird. Bei vollkommener Rhythmisierung aller Bewegungen des Körpers bildet dieser gleichsam eine riesenhafte Batterie von Willenskraft. Gerade diesen ungeheuren Willen braucht der *yogin*. Darum gebe ich diese physiologische Erklärung der Atemgymnastik. Sie will im Körper eine rhythmische Bewegung erzeugen und uns die Möglichkeit geben, durch das Atmungszentrum die übrigen Zentren zu beherrschen. Der Zweck des *prāṇāyāma* ist in diesem Fall die Erweckung der *kuṇḍalinī* genannten zusammengerollten Kraft im *mūlādhāra*.

Alles was wir sehen, uns vorstellen oder träumen, müssen wir im Raume wahrnehmen. Dies ist dann der gewöhnliche Raum, der *mahākāśa* oder Elementarraum heißt. Wenn ein *yogin* die Gedanken anderer liest oder übersinnliche Dinge wahrnimmt, sieht er sie in einer anderen Art Raum, der *cittākāśa*, geistiger Raum, heißt. Wenn die Wahrnehmung gegenstandslos geworden ist, und die Seele im eigensten Wesen erstrahlt, wird er *cidākāśa*, der Raum des Wissens, genannt. Wenn die *kuṇḍalinī* geweckt ist und in den Kanal der *suṣumṇā* eintritt, erfolgen alle Wahrnehmungen im geistigen Raum. Wenn sie das Ende des Kanals erreicht hat, der sich nach dem Gehirn zu öffnet, vollzieht sich die gegenstandslose Wahrnehmung im Raume des Wissens. Betrachten wir die analoge Erscheinung der Elektrizität, so sehen wir, daß der Mensch den Strom nur über einen Draht leiten kann *), die Natur dagegen keiner Drähte bedarf, um ihre ungeheuren Ströme auszusenden. Dies beweist, daß der Draht nicht eigentlich nötig ist, und daß nur unser Unvermögen, ohne ihn auszukommen, uns zu seinem Gebrauche zwingt.

So werden auch alle Empfindungen und Bewegungen im Körper über diese Drähte der Nervenfasern dem Gehirn zugeleitet und von ihm ausgesandt. Die Säulen der sensorischen und motorischen Nervenfasern im Rückenmark sind die *iḍā* und die *piṅgalā* des *yogin*. Sie sind die Hauptkanäle, die von den zuführenden und nach außen führenden Strömen durchlaufen werden. Doch warum sollte der Geist nicht ohne irgendwelchen Draht Nachrichten aussenden, oder ohne irgendwelchen Draht reagieren können? Wir sehen, daß es in der Natur geschieht.

---

*) Der Leser muß bedenken, daß der Vortrag vor Erfindung der drahtlosen Telegraphie gehalten wurde.

Der *yogin* behauptet, daß wenn einem das gelänge, man die Fesseln der Materie abgestreift hätte. Wie läßt sich das aber erreichen? Gelänge es einem, den Strom durch die *suṣumṇā*, den mittleren Kanal in der Wirbelsäule zu leiten, so hätte man das Problem gelöst. Der Geist hat dieses Netzwerk des Nervensystems geschaffen, und er muß es wieder zerstören, so daß ein Arbeiten ohne Drähte möglich wird. Dann erst werden wir aller Erkenntnisse teilhaftig werden, — nicht mehr Sklaven des Körpers sein. Darum ist es so wichtig, daß wir die Herrschaft über diese *suṣumṇā* gewinnen. Gelingt es uns, ohne den Draht irgendwelcher Nervenfasern den Geistesstrom durch diesen hohlen Kanal zu leiten, so ist — dem *yogin* zufolge — das Problem gelöst, und er glaubt, daß dies möglich sei.

Für gewöhnlich ist diese *suṣumṇā* am unteren Ende geschlossen, also außer Tätigkeit. Der *yogin* empfiehlt eine Übung, durch die sie geöffnet und der Nervenstrom durch sie hindurchgeführt werden kann. Wird ein Reiz nach einem Zentrum geleitet, so reagiert dieses darauf. Dieser Reaktion folgt bei den unbewußten Zentren eine Bewegung. Bei den bewußten Zentren ist sie zuerst von einer Wahrnehmung gefolgt und dann erst von einer Bewegung. Jede Wahrnehmung ist die Reaktion auf einen Reiz von außen. Wie entstehen dann die Wahrnehmungen des Traumes? Ein Reiz von außen findet dann nicht statt. Deshalb müssen die sensorischen Bewegungen irgendwo aufgespeichert sein. Ich sehe mir z. B. eine

Stadt an. Die Vorstellung von dieser Stadt wird — von der Reaktion bis zu den Empfindungen — durch Sinnesobjekte, aus denen sich diese Stadt zusammensetzt, hervorgerufen. Das heißt, eine bestimmte Bewegung der Moleküle des Gehirns entstand durch die Bewegung der zuleitenden Nerven, die wiederum von den Sinnesobjekten in der Stadt in Bewegung gesetzt wurden. Nun kann ich mich, sogar nach langer Zeit noch, der Stadt erinnern. Diese Erinnerung ist genau das gleiche Phänomen, nur daß jenes eine abgeschwächte Form darstellt. Doch welchen Ursprungs ist die Bewegung, die selbst diese mildere Form gleichartiger Schwingungen im Gehirn hervorrief? Sicher ist sie nicht aus den ersten Sinneseindrücken abzuleiten. Deshalb müssen die Sinneseindrücke irgendwo aufgespeichert ruhen, und gerade sie lösen durch ihre Wirksamkeit die abgeschwächte Reaktion aus, die wir Traumbilder nennen. Das Zentrum nun, in dem alle diese rückständigen Sinneseindrücke gleichsam aufgespeichert sind, heißt *mūlādhāra,* der Wurzelbehälter, und die zusammengerollte Wirkungskraft ist die *kuṇḍalinī*, die „Zusammengerollte". Es ist sehr wahrscheinlich, daß auch die rückständige motorische Kraft im gleichen Zentrum aufgespeichert ruht, da sich nach ernstem Studium, oder nach der Meditation von Sinnesobjekten, der Körperteil, in dem sich das Zentrum des *mūlādhāra* befindet (wahrscheinlich das Kreuzbein-Geflecht), erhitzt. Wird nun diese zusammengerollte Energie geweckt und aktiviert, und dann bewußt dazu gebracht, den Weg aufwärts durch den Kanal der *suṣumṇā* zu nehmen — wobei sie auf ein Zentrum nach dem anderen einwirkt — so setzt eine gewaltige Reaktion ein. Wenn eine nur winzige Energiemenge eine Nervenfaser entlangläuft und eine Reaktion der Zentren verursacht, entsteht ein Traumbild oder ein Phantasiebild. Doch wenn, vermöge einer langwährenden inneren Meditation, die Fülle aufgespeicherter Energie die *suṣumṇā* entlangläuft und die Zentren ergreift, ist die Reaktion eine ungeheure, der Reaktion von Traum und Phantasie unendlich weit überlegen und von unendlich größerer Intensität als die der Sinneswahrnehmung. Es ist eine über-sinnliche Wahrnehmung. Und wenn diese die Hauptstätte aller Empfindungen, das Gehirn, erreicht, reagiert gleichsam das ganze Gehirn darauf, und das Ergebnis ist die Fülle der Erleuchtung, die Wahrnehmung des Selbst. Indem diese Kraft der *kuṇḍalinī* sich so von Zentrum zu Zentrum fortbewegt, erschließt sich gleichsam eine Schicht des Bewußtseins nach der anderen, und dies Weltall wird vom *yogin* in seiner subtilen oder ursächlichen Gestalt wahrgenommen. Dann erst werden die Schöpfer dieses Weltalls, Empfindung und Reaktion, als das erkannt werden, was sie sind, und daraus erwächst alle Erkenntnis. Wenn die Ursachen bekannt sind, ist die Kenntnis der Wirkungen die sichere Folge.

So ist die Erweckung der *kuṇḍalinī* der einzige Weg, der zu göttlicher Weisheit, überbewußter

Wahrnehmung und Innewerdung des Geistes führt. Die Erweckung kann auf verschiedene Weise erfolgen: durch Liebe zu Gott, durch die Barmherzigkeit vollkommener Weiser, oder durch die Kraft des analytischen Willens des Philosophen. Wo auch immer eine Manifestation dessen stattfand, was für gewöhnlich als übernatürliche Kräfte, oder als Weisheit bezeichnet wird, muß ein schwacher Strom der *kuṇḍalinī* seinen Weg in die *suṣumṇā* gefunden haben. Nur, daß in den meisten Fällen die Menschen ahnungslos auf eine Übung stießen, durch die ein Bruchteil der aufgerollten *kuṇḍalinī* befreit wurde. Jeder Gottesdienst führt — bewußt oder unbewußt — zu diesem Ziel. Der Mensch, der seine Gebete erhört glaubt, weiß nicht, daß die Erfüllung ihm aus der eigenen Natur wird, daß es ihm gelang, durch die geistige Gebetshaltung ein wenig von dieser unendlichen Kraft zu erwecken, die in ihm selber zusammengerollt ruht. Was also die Menschen in ihrer Unwissenheit unter verschiedenen Namen mit Furcht und Zittern anbeten, ist — so verkündet der *yogin* der Welt — die wahre Kraft, die in jedem Wesen zusammengerollt ruht, der Urquell ewiger Glückseligkeit, wenn wir ihm nur zu nahen wissen. Und *rāja-yoga* ist die Religionswissenschaft, die vernunftgemäße Begründung aller Anbetung, Gebete. Formen, Zeremonien und Wunder.

5. KAPITEL

DIE BEHERRSCHUNG DES PSYCHISCHEN PRĀṆA

Wir wollen jetzt von den Übungen des *prāṇāyāma* sprechen. Wie wir sahen, ist das erste Erfordernis, den *yogins* zufolge, die Beherrschung der Lungenbewegung. Wir wollen die subtileren Bewegungen im Körper spüren. Unser Geist wandte sich nach außen und nahm die subtilen inneren Bewegungen nicht mehr wahr. Wenn wir erst anfangen, sie zu spüren, können wir auch anfangen, sie zu beherrschen. Diese nervösen Ströme durchziehen den ganzen Körper, jedem Muskel Leben und Lebenskraft zuführend, doch wir fühlen sie nicht. Der *yogin* behauptet, wir könnten es lernen. Aber wie? Indem wir bei der Lungenbewegung anfangen und diese zu beherrschen lernen. Haben wir das genügend lange getan, so werden wir zur Beherrschung der subtileren Bewegungen imstande sein.

Wir kommen jetzt zu den Übungen des *prāṇāyāma*. Sitzen Sie aufrecht; der Körper muß gerade gehalten werden. Ist das Rückenmark auch nicht mit der Wirbelsäule verbunden, so befindet es sich doch in ihr. Wenn Sie krumm sitzen, behindern Sie das Rückenmark; darum lassen Sie ihm freien Spielraum. Sowie Sie krumm sitzen und dabei zu meditieren versuchen, schaden Sie sich damit. Brust, Hals und Kopf müssen stets gerade gehalten werden, daß sie eine Linie bilden. Sie werden sehen, daß Ihnen das nach einiger Übung so leicht fallen wird wie das Atmen. Das zweite ist die Beherrschung der Nerven. Wir sagten schon, daß das Nervenzentrum, welches die Atmungsorgane beherrscht, eine Art von kontrollierendem Einfluß auf die übrigen Nerven hat. Deshalb ist rhythmisches Atmen notwendig. Unser gewöhnliches Atmen verdient gar nicht diesen Namen. Es ist sehr ungleichmäßig. Dann gibt es noch einige natürliche Unterschiede zwischen der Atmung des Mannes und jener der Frau.

Das erste ist, nur einfach gleichmäßig ein- und auszuatmen. Dadurch wird der ganze Organismus harmonisiert werden. Nachdem Sie dies eine Zeitlang geübt haben, werden Sie gut daran tun, die Wiederholung eines Wortes wie *„oṃ"* oder sonst irgendeines heiligen Wortes, damit zu verbinden. In Indien verwenden wir, statt eins, zwei, drei zu zählen, bestimmte symbolische Worte. Deshalb rate ich Ihnen, mit dem *prāṇāyāma* die gedankliche Wiederholung des *„oṃ"*, oder eines anderen heiligen Wortes zu verbinden. Lassen Sie das Wort zugleich mit dem Atem rhythmisch und harmonisch ein- und ausströmen, und Sie werden sehen, daß der ganze Körper im Rhythmus schwingen wird. Dann werden Sie erfahren, was Ruhe ist. Damit verglichen, ist Schlaf keine Ruhe. Wenn diese Beruhigung erst eintritt, werden die erschöpften Nerven zur Ruhe kommen, und es wird Ihnen sein, als hätten Sie nie zuvor wirklich geruht.

Die erste Wirkung dieser Übung ist an der Veränderung unseres Gesichtsausdrucks erkennbar; scharfe Linien verschwinden; die Züge spiegeln Gedanken des Friedens wider. Das nächste ist eine schöne Stimme. Mir ist nie ein *yogin* mit einer krächzenden Stimme begegnet. Diese Anzeichen machen sich nach ein paar Monaten Übung bemerkbar. Wenn Sie das oben beschriebene Atmen während einiger Tage geübt haben, sollten Sie zu einer schwierigeren Übung fortschreiten. Füllen Sie die Lungen durch die *iḍā* — das linke Nasenloch — mit Luft und konzentrieren Sie gleichzeitig das Innenorgan auf den Nervenstrom. Dadurch senden Sie den Nervenstrom gleichsam das Rückgrat hinab und geben dem letzten Geflecht, dem untersten, dreieckig geformten Lotus, welcher der Sitz der *kuṇḍalinī* ist, einen heftigen Anstoß. Verhalten Sie dann dort den Strom eine Zeitlang. Stellen Sie sich vor, Sie zögen diesen Nervenstrom langsam, mit der Luft, durch die andere Seite, die *piṅgalā,* und stoßen Sie sie dann langsam durch das rechte Nasenloch aus. Sie werden diese Übung etwas schwierig finden. Am einfachsten wird sein, Sie halten das rechte Nasenloch mit dem Daumen zu und atmen dann langsam durch das linke Nasenloch ein; halten Sie dann beide Nasenlöcher mit Daumen und Zeigefinger zu und stellen Sie sich vor, Sie schickten den Strom hinab und stießen gegen die Basis der *suṣumṇā.* Entfernen Sie dann den Daumen und lassen Sie die Luft durch das rechte Nasenloch ausströmen. Atmen Sie danach langsam durch dieses Nasenloch ein, während Sie das andere mit dem Zeigefinger zuhalten, und schließen Sie darauf beide wie vorher. Diese Übungen in der Weise auszuführen wie die Hindus es tun, würde hierzulande (U. S. A.) sehr schwierig sein, weil jene von Kindheit an daran gewöhnt und ihre Lungen darauf eingestellt sind. Es ist richtig, mit vier Sekunden zu beginnen und langsam anzusteigen. Atmen Sie vier Sekunden lang ein, halten Sie den Atem sechzehn Sekunden an, und atmen Sie acht Sekunden lang aus. Dies ergibt einen *prāṇāyāma*. Denken Sie dabei an den untersten Lotus, den dreieckig geformten, und konzentrieren Sie das Innenorgan auf dieses Zentrum. Die Phantasie kann Ihnen dabei sehr behilflich sein. Die nächste Atemweise besteht in langsamem Einatmen, dem langsames Ausatmen unmittelbar folgt; dann wird der Atem, mit gleicher Zeitdauer wie vorher, angehalten. Der einzige Unterschied besteht darin, daß im erstgenannten Fall die Luft zurückgehalten, im zweiten dagegen ausgeschlossen wird. Letzteres ist das leichtere. Die Atemweise, bei der Sie die Luft in den Lungen festhalten, sollte nicht zu oft geübt werden. Tun Sie es nur viermal morgens und viermal abends. Dann können Sie langsam Dauer und Anzahl steigern. Sie werden sehen, daß es Ihnen möglich sein wird, und daß Sie Freude daran haben werden. Steigen Sie so, langsam und vorsichtig, von vier auf sechs Sekunden an, in dem Maße, in dem Sie die Kraft dazu fühlen. Unregelmäßig geübt, kann es Ihnen schaden.

Von den drei oben beschriebenen Weisen der Nervenreinigung, sind die erste und letzte weder schwierig noch gefahrvoll. Je mehr Sie die erste üben, um so ruhiger werden Sie sein. Denken Sie nur an *„oṃ"*, und Sie werden selbst während der Arbeit üben können. Sie wird Ihnen nur um so besser glükken. Wenn Sie tüchtig üben, wird eines Tages die *kuṇḍalinī* erweckt sein. Jenen, die ein- oder zweimal am Tag üben, wird gerade ein wenig körperliche und geistige Ruhe zuteil werden, sowie eine schöne Stimme; doch nur bei denen, die dann weiterüben, wird die *kuṇḍalinī* erweckt werden, die ganze Schöpfung wird sich ihnen verwandeln und das Buch der Erkenntnis sich öffnen. Nicht mehr werden Sie Erkenntnis in Büchern zu suchen brauchen; Ihr eigenes Bewußtsein wird zum Buch geworden sein, das für Sie unendliche Erkenntnisse enthält. Ich sprach schon von den Strömen der *iḍā* und der *piṅgalā*, die beide Seiten der Wirbelsäule durchfließen, und auch von der *suṣumṇā*, dem Gang, der durch die Mitte des Rückenmarks führt. Diese drei sind in jedem Tier vorhanden; jedes Wesen mit einer Wirbelsäule ist im Besitz dieser drei Möglichkeiten physischer Aktivität. Die *yogins* behaupten aber, im Menschen sei für gewöhnlich die *suṣumṇā* geschlossen und ihre Tätigkeit nicht wahrnehmbar, während die der beiden anderen Ströme die verschiedenen Körperteile mit Kraft versorge.

Nur bei dem *yogin* ist die *suṣumṇā* geöffnet. Wenn diese *suṣumṇā* sich öffnet und der Kraftstrom in ihr zu steigen beginnt, gelangen wir über die Sinne hinaus, wird unser Geist über-sinnlich, überbewußt, — gelangen wir sogar über den Verstand hinaus dahin, wohin das Denken nicht mehr reicht. Die *suṣumṇā* zu öffnen, ist das Hauptziel des *yogin*. Ihm zufolge sind längs der *suṣumṇā* diese Zentren oder, in bildhafter Sprache, diese Lotusse, wie sie auch genannt werden, angeordnet. Der unterste befindet sich am unteren Ende des Rückenmarks und heißt *mūlādhāra*, der nächsthöhere *svādhiṣṭhāna*, der dritte *maṇipūra*, der vierte *anāhata*, der fünfte *viśuddha*, der sechste *ajñā*, und der letzte im Gehirn ist der *sahasrāra*, oder der „tausendblättrige". Von diesen brauchen wir uns jetzt nur zwei Zentren zu merken, das niederste Zentrum, den *mūlādhāra*, und das höchste, den *sahasrāra*. Alle Kraft muß aus ihrem Sitz im *mūlādhāra* heraufgeholt und dem *sahasrāra* zugeführt werden. Die *yogins* behaupten, von allen im menschlichen Körper befindlichen Kräften sei die größte Kraft die von ihnen *ojas* genannte. Nun ist dieses *ojas* im Gehirn aufgespeichert, und je mehr *ojas* im Gehirn eines Menschen ist, um so machtvoller, um so mehr mit Verstand und Geist begabt ist er. Der eine kann vielleicht wundervoll reden und schöne Gedanken aussprechen, ohne auf jemanden Eindruck zu machen. Ein anderer kann weder wundervoll reden, noch schöne Gedan-

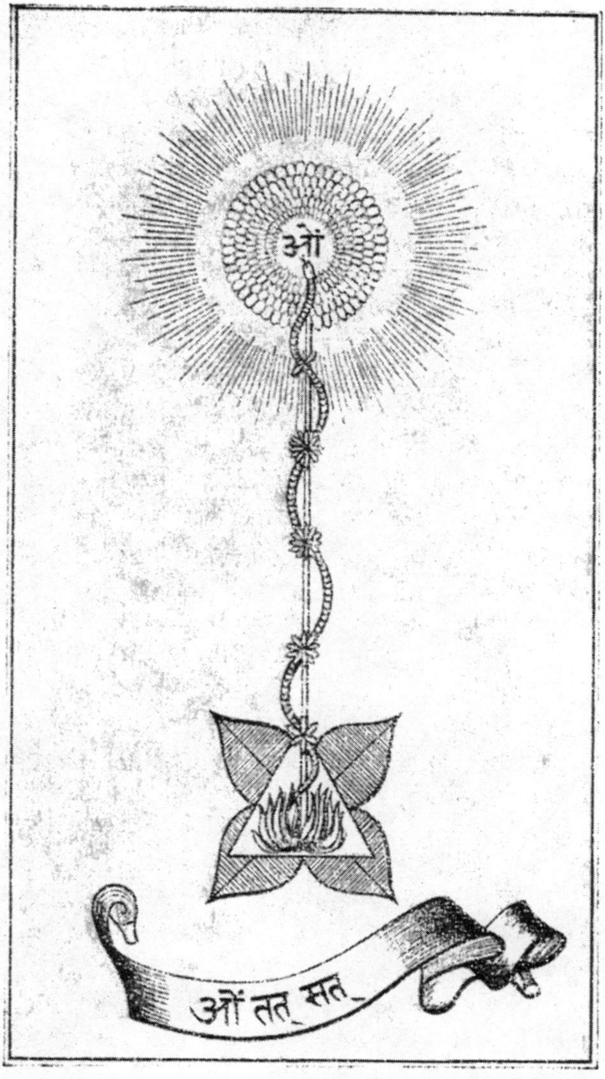
ओं
ओं तत् सत्

ken aussprechen und doch bezaubert er durch seine Worte. Jede seiner Bewegungen ist machtvoll. Das ist die Macht des *ojas*.

Nun ist in jedem Menschen mehr oder weniger von diesem *ojas* aufgespeichert. Alle Kräfte, die sich im Körper zu höchster Leistung entfalten, werden zu *ojas*. Sie müssen bedenken, daß es sich nur um Verwandlung handelt. Dieselbe Kraft, die in der Außenwelt als Elektrizität oder Magnetismus wirkt, wird in innere Kraft verwandelt werden. Dieselben Kräfte, die als Muskelkraft wirken, werden sich in *ojas* verwandeln. Die *yogins* behaupten, jener Teil menschlicher Kraft, der sich als Sexual-Kraft, überhaupt im Geschlechtlichen, äußert, könne, gezügelt und beherrscht, leicht in *ojas* verwandelt werden, und da der *mūlādhāra* diese lenkt. richtet der *yogin* sein besonderes Augenmerk auf dies Zentrum. Er versucht, diese ganze Sexualkraft heraufzuholen und in *ojas* zu verwandeln. Nur der keusche Mann, oder die keusche Frau, kann das *ojas* hochsteigen lassen und es im Gehirn speichern. Aus diesem Grunde wurde Keuschheit stets als höchste Tugend betrachtet. Ein Mann fühlt, daß seine Geistigkeit schwindet, wenn er unkeusch ist, daß er an geistigen und moralischen Kräften einbüßt. Deshalb werden Sie in allen religiösen Orden der Welt, aus denen geistige Persönlichkeiten großen Formats hervorgegangen sind, die Forderung absoluter Enthaltsamkeit finden. Aus diesem Grunde entsagten Mönche der Ehe. Absolute Enthaltsamkeit in Gedanken, Worten und Werken ist notwendig. Ohne sie ist es gefährlich, *rāja-yoga* zu üben, und Geisteskrankheit kann die Folge sein. Wenn Menschen *rāja-yoga* üben und zugleich ein unkeusches Leben führen, wie können sie da hoffen, jemals *yogins* zu werden?

6. KAPITEL

PRATYĀHĀRA UND DHĀRAṆĀ

Die nächste Stufe heißt *pratyāhāra*. Was ist das? Sie wissen, wie Wahrnehmungen entstehen. Da sind zuerst die äußeren Werkzeuge, ferner die inneren Organe, die vermittels der Gehirnzentren ihre Funktion im Körper ausüben, und da ist das Denkorgan. Wenn diese zusammenwirken und sich an irgendeinen sichtbaren Gegenstand heften, nehmen wir denselben wahr. Trotzdem ist es sehr schwer, die Denksubstanz zu konzentrieren und sie mit einem einzigen Sinnesorgan zu verknüpfen, denn sie ist ein Sklave.

Wir hören, wie überall in der Welt gelehrt wird: „sei gut! sei gut! sei gut"! Es wird kaum in irgendeinem Lande der Erde ein Kind geben, dem nicht gesagt würde: „Stiehl nicht", „lüge nicht" aber niemand sagt dem Kinde, wie es das lassen soll. Das bloße Sagen wird ihm nicht helfen. Warum sollte es nicht zum Dieb werden? Wir lehren es nicht, wie es das Stehlen lassen soll, wir sagen ihm bloß: „stiehl nicht". Erst wenn wir es lehren, seine seelische Welt zu beherrschen, helfen wir ihm wirklich. Alle Tätigkeit, die innere wie die äußere, erfolgt, wenn die Denksubstanz sich mit bestimmten Zentren, die wir Organe nennen, verbindet. Freiwillig oder unfreiwillig wird sie dazu verlockt, eine Verbindung mit den Zentren einzugehen, und daher tun Menschen törichte Dinge und fühlen sich unglücklich, was nicht der Fall wäre, wenn sie die seelische Welt beherrschten. Was würde die Folge einer solchen Beherrschung der Denksubstanz sein? Sie würde sich nicht mehr mit den Zentren der Wahrnehmung verbinden, und auf natürliche Weise würden dann Gefühl und Wille unter Kontrolle sein. Das wäre soweit klar. Ist es aber auch möglich? Es ist durchaus möglich. Sie erleben es in der heutigen Zeit, in der die Glaubensheiler die Menschen lehren, Not, Schmerz und das Böse einfach abzuleugnen. Ihre Philosophie ist reichlich weitschweifig, aber sie bildet einen Teil des *yoga*, auf den sie zufällig stießen. Wenn es ihnen gelingt, einen Menschen dahin zu bringen, daß er sich vom Leiden durch Ableugnen desselben befreit, wenden sie wirklich einen Teil des *pratyāhāra* an, da sie den Geist des Betreffenden soweit stärken, daß er die Sinne außer acht läßt. In ähnlicher Weise rufen die Hypnotiseure durch Suggestion eine Art von krankhaftem *pratyāhāra* im Patienten hervor. Die sogenannte hypnotische Suggestion kann nur auf einen schwachen Geist einwirken. Erst wenn es dem Hypnotiseur gelingt, den Geist des Patienten durch Fixieren, oder auf eine andere Weise in eine Art von krankhaftem Zustand der Passivität zu versetzen, kann seine Suggestion wirken.

Nun ist aber die Beherrschung der Zentren, die

dem Hypnotiseur bei einem Hypnotisierten oder der Glaubensheilung unterworfenen Patienten für kurze Zeit gelingt, deshalb zu tadeln, weil sie zu seinem schließlichen Zusammenbruch führt. Es ist keine wirkliche Beherrschung der Gehirnzentren durch eigene Willenskraft, sondern gleichsam die zeitweilige Betäubung des Geistes des Patienten durch Schläge, die ein fremder Wille demselben versetzt. Es ist nicht die Bändigung eines durchgehenden feurigen Gespanns vermittels der Zügel und der Muskelkraft, sondern eher wie die Bitte an einen anderen, den Pferden schwere Schläge auf den Kopf zu versetzen, um sie eine Weile durch Betäubung zu besänftigen. Bei jeder solchen Hypnose verliert der Behandelte einen Teil seiner geistigen Kraft, und statt die Fähigkeit vollkommener Beherrschung zu gewinnen, wird der Geist form- und kraftlos, und als einziges Ziel winkt dem Patienten das Irrenhaus.

Jeder Versuch einer Beherrschung, die nicht freiwillig, nicht aus eigener Geisteskraft des Beherrschenden geschieht, ist nicht nur unheilvoll, sondern macht auch das schließliche Ergebnis zunichte. Das Ziel jeder Seele ist Befreiung und Herrschaft, — Befreiung von der Knechtschaft der Materie und des Gedankens, Herrschaft über die äußere und innere Natur. Statt dahin zu führen ist jeder fremde Willensstrom — in welcher Gestalt er auch auftreten möge, ob als unmittelbare Beherrschung von Sinnesorganen oder als Zwang zu ihrer Beherrschung in einem krankhaften Zustand — nur ein Glied mehr in der schon vorhandenen Sklavenkette überlebten Denkens und überlebten Aberglaubens. Darum hüten Sie sich vor fremder Beeinflussung. Hüten Sie sich davor, ungewollt einen anderen zu Grunde zu richten. Zwar gelingt es manchen, eine Zeitlang vielen dadurch wohlzutun, daß sie deren Trieben eine neue Richtung geben, doch zugleich verderben sie Millionen durch die unbewußte Suggestion, die sie überall ausüben, indem sie in Männern und Frauen jenen krankhaften passiven und hypnotischen Zustand hervorrufen, der sie schließlich fast ihrer Seelen beraubt. Wer deshalb von irgendjemandem blinden Glauben fordert, oder Menschen durch die beherrschende Macht seines überlegenen Willens in Abhängigkeit von sich bringt, schadet der Menschheit, wenn es auch nicht seine Absicht ist.

Gebrauchen Sie deshalb Ihre eigenen Geisteskräfte, beherrsohen Sie selber Körper und Geist, und denken Sie daran, daß, außer wenn Sie krank sind, kein fremder Wille Sie beeinflussen kann. Meiden Sie jeden, mag er auch noch so einflußreich und gütig sein, der blinden Glauben von Ihnen fordert. Überall in der Welt gab es tanzende, springende und heulende Sekten, die sich wie eine Pest ausbreiteten, wenn sie zu singen, zu tanzen und zu predigen begannen, auch sie sind eine Art Hypnotiseure. Sie üben eine ungewöhnliche Gewalt über empfindsame Menschen aus, um häufig, leider! ganze Rassen schließlich zugrundezurichten. Es ist wahrlich für den Einzelnen oder die Rasse heilsamer, böse zu bleiben, als unter solchem verderblichen Einfluß eines fremden Willens scheinbar gebessert zu werden. Der Mut sinkt einem, wenn man an den unermeßlichen Schaden denkt, der der Menschheit durch solche unverantwortlichen, wenn auch wohlmeinenden religiösen Fanatiker zugefügt wurde. Sie wissen kaum, daß der Geist, der unter ihrer Suggestion, bei Musik und Gebet, solchen jähen Aufschwung erfährt, einfach in einen Zustand krankhafter Passivität und Ohnmacht versetzt wird und sich jedem fremden Einfluß öffnet, sei er auch noch so schlecht. Diese unwissenden und verblendeten Menschen lassen es sich nicht träumen, daß sie die Saat künftigen Verderbens, Verbrechens, Wahnsinns und Todes ausstreuen, während sie sich zu ihrer übernatürlichen Kraft, Menschen umzuwandeln, beglückwünschen, die sie von einem Wesen über den Wolken auf sich ausgegossen glauben. Darum hüten Sie sich vor allem, was Ihnen die Freiheit rauben könnte. Erkennen Sie es als Gefahr und meiden Sie es nach Möglichkeit.

Wem es gelang, das Denkorgan willensmäßig von den Zentren zu lösen, dem gelang *pratyāhāra,* das soviel bedeutet wie „sammeln auf etwas hin", das Zurückhalten der ausströmenden Kräfte der seelischen Welt durch deren Befreiung aus der Sklaverei der Sinne. Wenn uns dieses gelingt, sind wir wirklich Charaktere geworden; dann erst werden wir der Freiheit einen großen Schritt nähergekommen sein. Bis dahin sind wir nichts als Maschinen.

Wie schwer läßt sich die Denksubstanz, die seelische Welt, beherrschen! Man kann sie mit Recht einem tollgewordenen Affen vergleichen. Es war einmal ein Affe, der wie alle Affen von Natur ruhelos war. Zum Überfluß gab ihm jemand auch noch reichlich Wein zu trinken, so daß er noch unruhiger wurde. Danach wurde er von einem Skorpion gestochen. Wenn ein Mensch von einem Skorpion gestochen wird, springt er den ganzen Tag herum. Der Affe befand sich also in einer schlimmeren Lage denn je. Um sein Unglück vollkommen zu machen, fuhr auch noch ein Dämon in ihn. Wer beschreibt die unbezähmbare Unrast dieses Affen? Der menschliche Geist ist, wie dieser Affe, seiner Natur nach beständig in Tätigkeit. Dazu wird er trunken vom Wein der Begierde, was seine Unrast noch steigert. Nachdem die Begierde sich seiner bemächtigt hat, kommt der Skorpionenstich des Neides auf den Erfolg anderer, und schließlich packt der Dämon des Stolzes diesen Geist, so daß er sich ungeheuer wichtig vorkommt. Wie schwer ist die Beherrschung eines solchen Geistes!

Das erste, was gelernt werden muß, ist deshalb, sich eine Weile ruhig hinzusetzen und den Gedanken freien Lauf zu lassen. Die Denksubstanz schäumt immerwährend über. Sie gleicht jenem umherspringenden Affen. Lassen Sie den Affen nur springen soviel er mag. Warten Sie einfach ab und sehen Sie dem zu. Wissen ist Macht, sagt das Sprichwort, und das stimmt. Solange Sie von der Tätigkeit der Denksubstanz keine Ahnung haben, können Sie sie auch nicht beherrschen. Lassen Sie ihr ruhig die Zügel schießen. Viele abscheuliche Gedanken steigen dann vielleicht in ihr auf, und Sie werden nicht begreifen, wie Ihnen solche Gedanken kommen konnten. Sie werden aber finden, daß die Launen der Denksubstanz immer mehr an Heftigkeit verlieren, daß sie mit jedem Tage ruhiger wird. In den ersten paar Monaten werden Sie die Denksubstanz von sehr vielen Bildern erfüllt finden. Später werden Sie dann bemerken, daß sie etwas abgenommen haben, und nach wieder einigen Monaten werden es immer weniger sein, bis schließlich die völlige Beherrschung der Denksubstanz erreicht ist. Nur bedarf es täglicher geduldiger Übung. Sowie der Dampf angelassen ist, muß die Maschine laufen; sowie wir uns Objekten gegenüber befinden, müssen wir wahrnehmen. So muß ein Mensch den Beweis dafür, daß er keine Maschine ist, dadurch erbringen, daß nichts ihn beherrscht. Diese Beherrschung der Denksubstanz und das Nicht-zulassen ihrer Verbindung mit den Zentren ist *pratyāhāra*. Wie ist das zu machen? Es erfordert eine ungeheure Arbeit, die nicht in einem Tage zu leisten ist. Erst nach ausdauerndem, unaufhörlichem jahrelangem Bemühen kann es uns gelingen.

Haben Sie eine Zeitlang *pratyāhāra* geübt, so gehen Sie einen Schritt weiter zu *dhāraṇā*, der Konzentration der Denksubstanz auf einen bestimmten Punkt. Was ist mit der Konzentration der Denksubstanz auf einen bestimmten Punkt gemeint? Daß man die Denksubstanz zwingt, bestimmte Teile des Körpers unter Ausschluß anderer zu fühlen. Versuchen Sie z. B. einmal, nur Hand zu fühlen, unter Ausschluß anderer Körperteile. Wenn die Denksubstanz *(citta)* begrenzt und auf einen bestimmten Ort beschränkt wird, ist das *dhāraṇā.* Es gibt verschiedene Arten dieser *dhāraṇā,* und es ist dabei am besten, der Phantasie einigen Spielraum zu lassen. Die Denksubstanz soll z. B. dazu gebracht werden, sich auf einen Punkt im Herzen zu richten. Das ist sehr schwer. Leichter ist es schon, sich dort einen Lotus vorzustellen. Dieser Lotus ist voll von Licht, strahlendem Licht. Richten Sie die Denksubstanz auf dieses. Oder stellen Sie sich den Lotus im Gehirn als erfüllt von Licht vor, oder die verschiedenen Zentren der *suṣumṇā,* die wir vorher erwähnten.

Der *yogin* muß beständig üben. Er sollte versuchen, für sich allein zu leben, weil der Umgang mit den verschiedenartigsten Menschen den Geist verwirrt. Er sollte wenig sprechen, weil das Sprechen den Geist verwirrt, nicht viel arbeiten, weil zuviel Arbeit den Geist verwirrt; nach einem ganzen Tag angestrengter Arbeit hat man keine Gewalt mehr über die Denksubstanz. Wer die oben aufgestellten Regeln befolgt, wird zum *yogin.* So groß ist die Macht des *yoga,* daß selbst ein Atom davon den größten Gewinn bringen wird. Er wird keinem schaden, aber jedem nützen. Vor allem wird er nervöse Erregungen mildern, Beruhigung bringen, uns zu klarerer Einsicht verhelfen. Die Gemütsverfassung wird sich bessern und die Gesundheit wird sich bessern. Eine gute Gesundheit wird zu den ersten Merkmalen gehören und eine schöne Stimme. Stimmfehler werden verschwinden. Das wird eine der vielen Wirkungen sein, die eintreten werden. Wer mit Ausdauer übt, wird viele andere Zeichen erleben. Oft werden Klänge, wie fernes Geläut von Glocken, hörbar sein, die sich vermischen und als ein einziger, ununterbrochener Ton im Ohr verklingen. Zuweilen werden Dinge sichtbar werden: kleine schwimmende Lichtpünktchen, die immer größer werden. Wenn dies geschieht, können Sie rascher Fortschritte gewiß sein. Diejenigen, die *yogins* werden möchten und angestrengt üben, müssen im Anfang auf ihre Diät achten. Die anderen aber, die nur zum Nutzen ihres Arbeitstages ein wenig üben wollen, sollten nicht unmäßig essen; sonst aber mögen sie essen was sie wollen.

Für diejenigen aber, die schnell vorankommen und angestrengt üben wollen, ist eine strenge Diät durchaus notwendig. Am vorteilhaftesten wird für sie sein, während einiger Monate nur von Milch und Getreidefrüchten zu leben. Mit zunehmender Verfeinerung des Organismus wird man anfangs die Erfahrung machen, daß jede Unregelmäßigkeit einen aus dem Gleichgewicht bringt. Etwas mehr Essen, oder etwas weniger, wird das ganze System in Unordnung bringen, bis einem die vollkommene Beherrschung gelingt und man dann nach Belieben essen kann. Am Anfang der Konzentration wird das Geräusch einer herabfallenden Nadel wie ein Donnerschlag klingen. Wenn die Sinnesorgane sich verfeinern, verfeinern sich auch die Wahrnehmungen. Dieses sind die Stadien, durch die wir hindurchmüssen, und wer ausharrt, wird ans Ziel gelangen. Lassen Sie alle Diskussionen und sonstigen Zerstreuungen. Hat denn langweiliges intellektuelles Geschwätz irgendwelchen Wert? Es bringt den Geist nur in Verwirrung und aus dem Gleichgewicht. Es gilt Dinge höherer Ebenen zu erkennen. Kann das durch Gerede geschehen? Lassen Sie alles unnütze Geschwätz. Lesen Sie nur solche Bücher, die von Menschen geschrieben wurden, welche zur Erkenntnis gelangt sind.

Gleichen Sie der Perlmuschel. Es gibt eine hübsche indische Fabel, des Inhalts, daß, wenn es bei Aufgang des *Svāti*-Sternes regnet und dann ein Regentropfen in eine Auster fällt, dieser Tropfen zur Perle wird. Die Austern, die dieses wissen, tauchen deshalb auf, wenn dieser Stern scheint und warten, an der Oberfläche, um den kostbaren Regentropfen zu erhaschen. Fällt ein Tropfen in sie hinein, so schließen die Austern schnell ihre Schalen und tauchen auf den Grund des Meeres hinab, um dort in Geduld den Tropfen zur Perle werden zu lassen. So sollten wir sein. Erst hören, dann begreifen, dann unter Verzicht auf alle Zerstreuungen unsern Geist den äußeren Einflüssen verschließen und uns der Entfaltung der uns innewohnenden Wahrheit hingeben. Es besteht die Gefahr, daß wir unsere Kräfte vergeuden, indem wir eine Idee nur ihrer Neuheit wegen ergreifen und sie dann für eine noch neuere wieder aufgeben. Ergreifen Sie eine Sache ganz, tun Sie diese und zwar bis sie beendet ist; und bevor sie nicht beendet ist, geben Sie sie nicht auf. Nur dem wird Erleuchtung, der von einer einzigen Idee besessen sein kann. Diejenigen, die mal hier mal da einen Happen nehmen, werden niemals etwas erreichen. Für den Augenblick ist es Ihnen vielleicht ein Nervenkitzel, aber das ist auch alles. Sie werden Sklaven der Natur sein und nie über die Sinne hinausgelangen.

Wer wirklich ein *yogin* sein möchte, muß ein für allemal dies Herumkosten an den Dingen sein lassen. Ergreifen Sie eine einzige Idee. Machen Sie diese Idee zum Inhalt Ihres Lebens; denken Sie daran; träumen Sie davon; leben Sie aus dieser Idee. Lassen Sie Gehirn, Muskeln, Nerven jeden Teil Ihres Körpers von dieser Idee erfüllt sein und kümmern Sie sich um sonst keine. Das führt zum Erfolg, und auf diese Weise werden die Großen des Geistes geformt. Andere sind nichts weiter als Sprechmaschinen. Wenn wir wirklich gesegnet und anderen ein Segen sein möchten, müssen wir mehr in die Tiefe gehen. Das erste ist, den Geist nicht zu verwirren, keinen Umgang mit Menschen zu haben, deren Ideen verwirrend sind. Sie alle wissen, daß bestimmte Menschen. bestimmte Orte, bestimmte Speisen abstoßend auf Sie wirken. Meiden Sie diese. Wer das

Höchste erreichen will, muß jede Gesellschaft, die gute wie die schlechte, meiden. Üben Sie tüchtig; auf Ihr Leben kommt es nicht an. Sie müssen sich hineinstürzen und arbeiten, ohne an Erfolg dabei zu denken. Wenn Sie kühn genug sind, können Sie in sechs Monaten ein vollkommener *yogin* sein. Diejenigen aber, die sich gerade nur ein wenig damit befassen, und ein wenig mit allem, kommen keinen Schritt voran. Es hat keinen Zweck, nur einfach ein paar Vorlesungen anzuhören. Wer voller *tamas*, unwissend und stumpf ist, wer sich nie auf eine Idee konzentrieren kann und nur nach Vergnügen verlangt, dem dienen Religion und Philosophie zur bloßen Unterhaltung. Es sind diejenigen, die keine Ausdauer besitzen. Sie hören ein Gespräch an, finden es sehr hübsch, und dann gehen sie nach Hause und vergessen es vollständig. Um Erfolg zu haben, müssen Sie eine ungeheure Ausdauer, eine ungeheure Willenskraft besitzen. „Ich werde das Meer austrinken" sagt die beharrliche Seele. „Auf mein Geheiß werden Berge zerbröckeln." Seien Sie von solcher Kraft, von solchem Willen erfüllt, arbeiten Sie mit aller Kraft, und Sie werden ans Ziel gelangen.

7. KAPITEL

DHYĀNA UND SAMĀDHI

Wir haben uns einen flüchtigen Überblick über die verschiedenen Stufen des *rāja-yoga* verschafft, mit Ausnahme der höheren, der Übung in der Konzentration, welche das Ziel ist, zu dem *rāja-yoga* uns führen will. Wir sehen, daß all unsere rational genannte menschliche Erkenntnis dem Bewußtsein zuzuschreiben ist. Mein Bewußtsein von diesem Tisch und von Ihrer Gegenwart, läßt mich erkennen, daß der Tisch und Sie vorhanden sind. Zugleich gibt es einen großen Teil meines Lebens, dessen ich mir nicht bewußt bin: all die verschiedenen Organe im Körper, die verschiedenen Teile des Gehirns sind niemandem bewußt.

Wenn ich esse, geschieht es bewußt, doch ich assimiliere die Nahrung unbewußt; sie wird unbewußt zu Blut verarbeitet, und unbewußt wird aus dem Blut den verschiedenen Teilen meines Körpers Kraft zugeführt. Trotzdem bin ich es, der das alles tut, denn in dem einen Körper können keine zwanzig Menschen sein. Woher weiß ich aber, daß ich es tue und keiner sonst? Es könnte behauptet werden, nur die Nahrungsaufnahme und das Assimilieren der Nahrung sei meine Sache, und die Stärkung des Körpers durch die Nahrung geschehe für mich durch jemand anderen. Das kann nicht sein, denn es läßt sich beweisen, daß fast jede Tätigkeit, die uns jetzt nicht bewußt ist, ins Bewußtsein gehoben werden kann. Das Herz schlägt scheinbar, ohne daß wir Gewalt darüber hätten; keiner von uns hier hat Gewalt über das Herz, das seinen eigenen Gang geht. Aber durch Übung können Menschen selbst das Herz in ihre Gewalt bekommen, so daß es nach ihrem Belieben schlägt: langsam, schnell, oder so, daß es fast stillsteht. Fast jeden Teil des Körpers kann man so in seine Gewalt bekommen. Was beweist das? Daß die Funktionen unterhalb der Bewußtseinsgrenze auch von uns vollzogen werden, nur daß es unbewußt geschieht. Es gibt also zwei Ebenen, auf denen das menschliche Bewußtsein wirksam ist. Da ist zuerst die Ebene des Bewußtseins, auf der jedes Tun stets von Ichgefühl begleitet wird, ferner die Ebene des Unbewußten, wo jedes Tun von Ichgefühl frei ist. Der von Ichgefühl freie Teil der geistigen Tätigkeit ist unbewußte, und der andere, der von Ichgefühl begleitet wird, bewußte Tätigkeit. Bei den niederen Lebewesen heißt diese unbewußte Tätigkeit Instinkt. Bei höheren Lebewesen und im höchsten, dem Menschen, überwiegt, was man bewußte Tätigkeit nennt.

Dies ist aber nicht alles. Es gibt eine noch höhere Ebene, auf der die Denksubstanz wirksam sein kann. Sie kann das Bewußtsein überschreiten. So wie die unbewußte Tätigkeit sich unterhalb des Bewußtseins vollzieht, gibt es eine Tätigkeit, die sich oberhalb des Bewußtseins vollzieht und gleichfalls nicht von Ichgefühl begleitet ist. Ichgefühl gibt es nur auf der mittleren Ebene. Wenn die Denksubstanz sich ober- oder unterhalb dieser Linie hält, gibt es kein Gefühl eines „Ich", und doch arbeitet die Denksubstanz. Überschreitet sie diese Linie des Selbst-Bewußtseins, so wird dies *samādhi,* oder Überbewußtsein, genannt. Woran können wir aber erkennen, ob ein Mensch in *samādhi* nicht unter die Schwelle des Bewußtseins hinabgeglitten, nicht gesunken ist, statt höherzusteigen? Denn in beiden Fällen ist die Tätigkeit von Ichgefühl frei. Darauf wäre zu antworten: an der Wirkung, an den Folgen der Tätigkeit erkennen wir, was unten und was oben ist. Wenn jemand in tiefen Schlaf sinkt, gelangt er auf eine Ebene unterhalb des Bewußtseins. Sein Körper arbeitet die ganze Zeit, er atmet und bewegt sich vielleicht im Schlaf, ohne daß dies von einem Ichgefühl begleitet wäre. Der Schläfer ist sich dessen gar nicht bewußt, und wenn er aufwacht, ist er derselbe als der er einschlief. Die Summe der Erkenntnis blieb die gleiche wie vor dem Einschlafen, sie mehrt sich in keiner Weise. Ihm wird keine Erleuchtung zuteil. Wenn aber ein Mensch in *samādhi* eingeht, kommt er als Weiser daraus hervor, selbst wenn er als Narr hineinging.

Worin besteht der Unterschied? Aus dem einen Zustand geht ein Mensch als genau derselbe hervor, der er vorher war, und aus dem anderen Zustand geht ein Mensch hervor als Weiser, als Prophet, als

Heiliger, dessen ganzes Wesen verwandelt und erleuchtet ist. Das sind die beiden Wirkungen. Da nun die Wirkungen verschieden sind, müssen es auch die Ursachen sein. Da diese Erleuchtung, in der ein Mensch aus *samādhi* zurückkehrt, etwas ungleich Höheres ist als das, was durch Bewußtlosigkeit gewonnen werden kann, oder ein viel Höheres als das, was durch Denken im Zustande des Wachbewußtseins gewonnen werden kann, muß es Überbewußtsein sein, und der Zustand des Überbewußten wird *samādhi* genannt.

Das ist, in Kürze, das Wesen des *samādhi*. Welches ist seine Bedeutung? Der Bereich des Verstandes oder der bewußten Tätigkeit des Geistes ist eng und begrenzt. Die menschliche Vernunft kann sich nur innerhalb eines kleinen Kreises bewegen. Sie kann ihn nicht überschreiten. Jeder solche Versuch ist vergeblich und doch liegt jenseits dieses Kreises alles das, was der Menschheit am teuersten ist. All die Fragen, ob es eine unsterbliche Seele, ob es einen Gott gibt, ob irgendein höchster Geist das Weltall lenkt oder nicht, liegen jenseits der Sphäre der Vernunft. Die Vernunft kann auf diese Fragen keine Antwort geben. Was sagt die Vernunft? Sie sagt: „Ich bin Agnostiker, ich kenne weder Ja noch Nein." Und doch sind uns diese Fragen so wichtig. Ohne richtige Antwort darauf würde das Leben sinnlos sein. All unsere ethischen Lehren, unsere ganze moralische Haltung, alles, was in der menschlichen Natur gut und groß ist, wurde nach den Antworten geformt, die von jenseits dieses Kreises kamen. Darum ist es für uns sehr wichtig, eine Antwort auf diese Fragen zu erhalten. Wenn das Leben nur ein flüchtiges Spiel ist, wenn das Weltall nichts weiter als eine „zufällige Verbindung von Atomen" ist, warum sollte ich dann jemandem Gutes tun? Warum sollte es dann Barmherzigkeit, Gerechtigkeit, oder Gemeinschaftsgefühl geben? Das Beste wäre dann, die Feste zu feiern wie sie fallen, jeder für sich. Wenn es keine Hoffnung gibt, warum sollte ich dann meinen Bruder lieben und ihm nicht die Kehle durchschneiden? Wenn es nichts Höheres gibt, wenn es keine Freiheit gibt, nur strenge, tote Gesetze, sollte ich nach nichts als meinem eigenen Glück hier trachten. Es gibt heutzutage Leute, die behaupten, ihre Moral gründe sich auf Zweckmäßigkeit. Welcher Art ist diese Grundlage? Der größtmöglichen Menge das größtmögliche Glück zu verschaffen. Warum sollte ich das tun? Warum sollte ich nicht der größtmöglichen Menge das größtmögliche Unglück bringen, wenn es für mich zweckmäßig ist? Was werden die Utilitarier darauf antworten? „Wie wollen Sie wissen, was recht und was unrecht ist? Ich werde von meinem Glücksverlangen getrieben, und das stille ich. So bin ich eben; ich kenne nichts Höheres. Ich habe dieses Verlangen und muß es stillen; wozu also dies Gejammer?" Woher stammen all diese Wahrheiten über das menschliche Leben, über Moral, über die unsterbliche Seele, über Gott, über Liebe und Mitgefühl, über das Gutsein und, vor allem, über die Selbstlosigkeit?

Alle Ethik, alles menschliche Tun, alles menschliche Denken beruht auf dieser einen Idee der Selbstlosigkeit. Der ganze Begriff des menschlichen Daseins läßt sich in das eine Wort Selbstlosigkeit zusammenfassen. Warum sollten wir selbstlos sein? Welche Notwendigkeit besteht für mich, selbstlos zu sein? Welcher Zwang, welche Gewalt kann mich dazu treiben? Sie nennen sich einen vernünftigen Menschen, einen Utilitarier, doch wenn Sie mir keinen Grund für die Zweckmäßigkeit angeben können, nenne ich Sie unvernünftig. Sagen Sie mir den Grund, weshalb ich nicht selbstsüchtig sein soll. Von jemandem Selbstlosigkeit zu verlangen mag sehr poetisch sein, aber das ist noch kein Grund. Nennen Sie mir einen Grund. Warum soll ich selbstlos, warum gut sein? „Weil Herr und Frau Soundso es sagen," ist für mich nicht maßgebend. Welches ist der Nutzen meiner Selbstlosigkeit? Mein Nutzen ist, selbstsüchtig zu sein, wenn Nutzen soviel wie größtmögliches Glück bedeutet. Und wie lautet die Antwort? Der Utilitarier kann sie niemals geben. Die Antwort lautet, daß diese Welt ein Tropfen in einem unendlichen Meer, nur ein Glied in einer unendlichen Kette ist. Woher kam jenen, die Selbstlosigkeit predigten und sie die Menschheit lehrten, dieses Wissen? Wir wissen, daß diese Selbstlosigkeit nicht instinktiv vorhanden ist, denn die Tiere, die Instinkt besitzen, kennen sie nicht. Auch ist sie nicht vom Verstande her zu begreifen; der Verstand weiß nichts von solchen Ideen. Woher stammen sie also?

Wenn wir Geschichte studieren, sehen wir, daß allen großen Lehrern, die es jemals auf Erden gab, eines gemeinsam ist: sie alle behaupten, ihre Wahrheiten aus einem Jenseits empfangen zu haben, nur wußten viele von ihnen nicht, woher. So sagt vielleicht der eine, es sei ein Engel, in Menschengestalt und mit Flügeln, herabgekommen und habe ihm gesagt: ‚Höre, o Mensch, was ich dir verkünde.' Ein anderer behauptet, ein *deva*, ein Lichtwesen sei ihm erschienen. Ein dritter sagt, im Traum sei ihm sein Ahnherr erschienen und habe ihm gewisse Dinge mitgeteilt. Das war alles was er wußte. Gemeinsam ist ihnen aber, daß sie behaupten, dieses Wissen aus einem Jenseits, nicht durch Verstandeskraft, empfangen zu haben. Was lehrt nun die Wissenschaft des *yoga?* Sie lehrt, daß jene mit Recht behaupteten, sie hätten all dieses Wissen aus Bereichen jenseits aller Beweisführung empfangen, nur habe es ihrem eigenen Innern entstammt.

Der *yogin* lehrt, daß der Denksubstanz an sich eine höhere Daseinsform, ein überbewußter Zustand jenseits der Vernunft eigen sei, und daß dem Menschen diese die Vernunft übersteigende Erkenntnis zuteil werde, sowie die Denksubstanz diesen höheren Zustand erreicht habe. Metaphysische und transzendentale Erkenntnisse werden einem solchen Menschen zuteil. Dieser Zustand des Überschreitens der Vernunft durch Transzendieren der gewöhnlichen menschlichen Natur überkommt vielleicht zufällig einen Menschen, der nichts davon versteht; er stolpert gleichsam darüber. Wenn dies zufällig geschieht, stellt er ihn meistens als von außen veranlaßt hin. Das erklärt, wieso eine Inspiration oder transzendentale Erkenntnis in den verschiedenen Ländern die gleiche sein kann, in dem einen Lande aber von einem Engel herzurühren scheint, in einem anderen von einem *deva,* und in einem dritten von Gott. Was bedeutet das? Es bedeutet, daß die Denksubstanz die Erkenntnis aus sich selber hervorbrachte, und daß der Einbruch der Erkenntnis je nach dem Glauben und Bildungsgrad des Menschen, der sie übermittelte, verschieden interpretiert wurde. In Wirklichkeit ist es so, daß diese verschiedenen Menschen gleichsam zufällig in diesen Zustand des Überbewußten gerieten.

Dem *yogin* zufolge ist es sehr gefährlich, nur durch Zufall in diesen Zustand zu geraten. In sehr vielen Fällen besteht die Gefahr einer Geistesstörung. In der Regel werden Sie finden, daß alle die Menschen, mögen sie auch noch so bedeutend gewesen sein, die zufällig in diesen überbewußten Zustand gerieten, im Dunkel tappten und meistens einen wunderlichen Aberglauben mit ihrer Erkenntnis verbanden. Sie waren Halluzinationen zugänglich. Mohammed behauptete, der Engel Gabriel hätte ihn eines Tages in einer Höhle aufgesucht und ihn auf dem Himmelsroß Harak mit sich genommen, und er hätte die Himmel besucht. Mit alledem sprach Mohammed einige wundervolle Wahrheiten aus.

Wenn Sie den Koran lesen, werden Sie darin die wunderbarsten Wahrheiten mit Aberglauben vermischt finden. Wie ist das zu erklären? Dieser Mann war zweifellos inspiriert, aber er war gleichsam zufällig in diese Inspiration hineingeraten. Er war kein geschulter *yogin,* und die Gründe seines Handelns waren ihm fremd. Denken Sie an das Gute, das Mohammed der Welt getan hat, und denken Sie an den großen Schaden, der durch seinen Fanatismus angerichtet wurde! Denken Sie an die Millionen, der auf Grund seiner Lehre Massakrierten, an die ihrer Kinder beraubten Mütter, an die zu Waisen gemachten Kinder, und wie ganze Länder zerstört, Millionen und aber Millionen Menschen getötet wurden!

So wird uns die Gefahr deutlich, wenn wir das Leben der großen Lehrer wie Mohammed oder anderer untersuchen. Doch bemerken wir zu gleicher Zeit, daß sie alle inspiriert waren. Sooft ein Prophet durch Steigerung seines Empfindungslebens in den Zustand des Überbewußtseins geriet, brachte er aus ihm nicht nur einige Wahrheiten zurück, sondern auch irgendeinen Fanatismus, irgendeinen Aberglauben, der der Welt ebensoviel schadete, wie die Größe der Lehre ihr nützte. Und aus der Fülle des Widersinns, den wir Menschenleben nennen, irgendeinen Sinn herauszufinden, müssen wir unsere Vernunft transzendieren. Wir müssen es aber auf wissenschaftliche Weise, allmählich, durch regelmäßiges Üben tun, und wir müssen uns von allem Aberglauben frei machen. Wir müssen das Studium des überbewußten Zustandes genau so betreiben, wie das jeder anderen Wissenschaft. Die Vernunft müssen wir zur Grundlage nehmen, wir müssen der Vernunft folgen soweit sie führt, und wenn die Vernunft irrt, wird die Vernunft selber den Weg zur höchsten Ebene weisen. Wenn Sie einen Menschen sagen hören· „Ich bin inspiriert," und Sie hören ihn dann unvernünftig reden, so lehnen Sie ihn ab. Weshalb? Weil diese drei Zustände: Instinkt, Vernunft und Überbewußtsein — oder die drei Zustände des Unbewußten, Bewußten und Überbewußten — der gleichen Denksubstanz zugehören. Es gibt in dem einen Menschen nicht drei Arten von Denksubstanz, sondern aus dem einen Zustand entwickelt sich bei ihm ein anderer. Instinkt entwickelt sich zur Vernunft und Vernunft zum transzendentalen Bewußtsein. Deshalb widerspricht keiner dieser Zustände dem anderen. Wahre Inspiration widerspricht nie der Vernunft, erfüllt sie vielmehr. Wie Sie es die großen Propheten sagen hören: „Ich bin nicht gekommen, aufzulösen, sondern zu erfüllen", so kommt Inspiration stets als Erfüllerin der Vernunft und befindet sich in Übereinstimmung mit ihr.

Die verschiedenen Stufen des *yoga* sollen uns auf eine wissenschaftliche Weise zum überbewußten Zustand, *(samādhi)* hinführen. Außerdem ist es von wesentlicher Bedeutung zu begreifen, daß Inspiration, ebensogut wie den alten Propheten, jedem Menschen natürlich ist. Diese Propheten waren nicht einzig in ihrer Art. Sie waren Menschen wie Sie und ich. Sie waren große *yogins* und hatten dieses Überbewußtsein erlangt, das Sie und ich gleichermaßen erlangen können. Sie waren keine Ausnahmemenschen. Gerade die Tatsache, daß ein Mensch diesen Zustand überhaupt jemals erreicht hat, ist ein Beweis dafür, daß ihn zu erreichen jedem Menschen möglich ist. Nicht nur möglich, nein, jeder Mensch muß diesen Zustand schließlich erreichen, und das ist Religion. Erfahrung ist der einzige Lehrmeister, den wir besitzen. Wir können unser Leben lang reden und debatieren und werden trotzdem kein aus der Wahrheit gesprochenes Wort verstehen, solange wir sie nicht an uns erfuhren. Sie können nicht erwarten, daß jemand dadurch zum Chirurgen wird, daß sie ihm einfach ein paar Bücher geben. Sie können meine Wißbegier, ein Land kennenzulernen, nicht dadurch befriedigen, daß Sie mir eine Landkarte zeigen. Ich bedarf der unmittelbaren Erfahrung. Landkarten können nur Wißbegier in uns wecken, alles noch gründlicher kennenzulernen. Darüber hinaus besitzen sie überhaupt keinen Wert. Die Abhängigkeit von Büchern führt nur zur Entartung des menschlichen Geistes. Gab es jemals eine furchtbarere Blasphemie als die Behauptung, alles Wissen von Gott beschränke sich auf dieses oder jenes Buch? Wie können Menschen es wagen, Gott unendlich zu nennen und zugleich zu versuchen, ihn zwischen den Deckeln eines Buches einzufangen! Millionen Menschen wurden getötet, weil sie nicht an den Buchstaben der Bücher glaubten, weil sie alles Wissen von Gott nicht auf den Raum zwischen zwei Buchdeckeln beschränkt wissen wollten. Natürlich ist die Zeit dieses Tötens und Mordens vorüber, aber die Welt ist immer noch ungeheuer stark in einem Glauben an die Autorität von Büchern befangen.

Um den überbewußten Zustand auf wissenschaftlichem Wege zu erreichen, ist es notwendig, die verschiedenen Stadien des *rāja-yoga,* die ich gelehrt habe, zu durchmessen. Nach *pratyāhāra* und *dhāraṇā* kommen wir zu *dhyāna,* der Meditation. Wenn die Denksubstanz geschult wurde, auf eine bestimmte innere oder äußere Stelle konzentriert zu bleiben, gewinnt sie die Fähigkeit, gleichsam in ununterbrochenem Strom jenem Punkte zuzufließen. Dieser Zustand wird *dhyāna* genannt. Wenn man die Kraft des *dhyāna* so gesteigert hat, daß man imstande ist, den äußeren Teil der Wahrnehmung auszuschalten, und nur mehr über den inneren Teil, den Sinn, zu meditieren, wird dieser Zustand *samādhi* genannt. Die drei — *dhāraṇā, dhyāna* und *samādhi* — werden zusammen *saṃyama* genannt. Das heißt, wenn die Denksubstanz sich zuerst auf einen einzigen Gegenstand konzentrieren kann und dann imstande ist, diese Konzentration eine gewisse Zeit fortzusetzen, um schließlich durch andauernde Konzentration nur noch an dem inneren Teil der Wahrnehmung haften zu bleiben, deren Folge das Objekt war, wird einem solchen Geist alles untertan sein.

Dieser meditative Zustand ist der höchste Zustand des Seins. Solange noch ein Verlangen vorhanden ist, kann es keine wirkliche Glückseligkeit geben. Nur das kontemplative Studium der Objekte, bei dem man sich gleichsam nur als Zeuge verhält, gewährt uns wahren Genuß und wahre Glückseligkeit. Das Tier findet seine Glückseligkeit in den Sinnen, der Mensch in seinem Verstande, der Gott in geistiger Kontemplation. Erst der Seele, die diesen kontemplativen Zustand erreichte, enthüllt sich in Wahrheit die Herrlichkeit der Welt. Dem Wunschlosen, der außerhalb ihrer bleibt, sind die vielfachen Wandlungen der Natur ein einziges Panorama der Schönheit und Größe.

Diese müssen einem in der Meditation *(dhyāna)* klar werden. Wir hören einen Laut. Da ist zuerst die äußere Schwingung, dann die Molekularbewegung innerhalb der Nervensubstanz, die sie dem Denkorgan zuleitet, und schließlich die Reaktion der Denksubstanz, mit der zugleich die Erkenntnis des Objektes aufblitzt, das die äußere Ursache dieser verschiedenen Veränderungen ist, angefangen mit den Schwingungen des Äthers, bis zur Reaktion der Denksubstanz. Diese drei heißen im *yoga:* Laut *(śabda),* Bedeutung *(artha)* und Erkenntnis *(jñāna).* In der Sprache der Physiologie heißen sie: Ätherwellen, Bewegung in den Nerven und im Gehirn und Reaktion des Bewußtseins. Nun werden diese Vorgänge, obgleich sie sich getrennt vollziehen, in einer Weise vermengt, die sie völlig undeutlich werden läßt. Tatsächlich können wir heute keinen derselben mehr wahrnehmen, nur ihre vereinte Wirkung, das was wir das reale Objekt nennen. Jeder Akt der Wahrnehmung schließt diese drei Vorgänge in sich ein, und es besteht kein Grund, weshalb wir nicht imstande sein sollten, sie gesondert wahrzunehmen.

Wenn die Denksubstanz, durch die vorausgehenden Vorbereitungen gestärkt und beherrscht, die Fähigkeit zu subtilerer Wahrnehmung erlangt hat, sollte sie sich der Meditation zuwenden. Diese Meditation muß bei den groben Objekten beginnen und langsam zu subtileren und immer subtileren fortschreiten, bis sie objektlos wird. Die Denksubstanz sollte anfangs angeleitet werden, die äußeren Ursachen der Sinneseindrücke wahrzunehmen, dann die inneren Bewegungen und schließlich die eigene Reaktion. Wenn es ihr dann gelingt, die äußeren Ursachen der Reaktion für sich allein wahrzunehmen. wird die Denksubstanz die Fähigkeit erlangen, alles subtilere materielle Dasein, alle substileren Körper und Formen wahrzunehmen. Gelingt es ihr, die inneren Bewegungen für sich allein wahrzunehmen, so wird sie die Herrschaft über alle Wellen in der eigenen Denksubstanz, oder in derjenigen anderer gewinnen, noch bevor sie sich in physische Kraft verwandelt haben. Und wenn er imstande ist, die Reaktion der Denksubstanz für sich allein wahrzunehmen, wird der *yogin* die Erkenntnis aller Dinge erlangen, da jedes Sinnesobjekt, jeder Gedanke die Folge dieser Reaktion ist. Dann wird er die Grundlagen selber dieses seines Geistes erblickt haben, und dieser wird völlig in seiner Gewalt sein. Verschiedene Wunderkräfte werden dem *yogin* verliehen werden; wenn er aber den Versuchungen irgendeiner derselben unterliegen sollte, wird ihm der Weg zu weiterem Fortschritt versperrt sein. Wenn er aber stark genug ist, selbst diese Wunderkräfte zu verschmähen, wird er das Ziel des *yoga* erreichen, nämlich die völlige Unterdrückung der Wellen im Ozean der Denksubstanz. Dann wird die Herrlichkeit der Seele, ungetrübt von den Verwirrungen der Denksubstanz oder den Bewegungen im Körper, in vollem Glanz erstrahlen, und der *yogin* wird sich als das erkennen, was er ist und von jeher war, als den Inbegriff der Erkenntnis, den Unsterblichen, den Allesdurchdringer.

Samādhi ist das Eigentum jedes Menschen, ja, jedes Tieres. Vom niedersten Tier bis zum höchsten Engel wird jeder, früher oder später, diesen Zustand erreichen müssen. Dann, und erst dann, wird die wahre Religion für ihn beginnen. Bis dahin ringen wir nur um die Erreichung dieser Stufe. Jetzt besteht noch kein Unterschied zwischen uns und denen, die irreligiös sind, denn uns fehlt die Erfahrung. Welchen anderen Zweck hätte die Konzentration als den, uns diese Erfahrung zu vermitteln? Jede dieser zum *samādhi* führenden Stufen wurde gründlich durchdacht, genau systematisiert, wissenschaftlich geordnet und wird uns bei gewissenhafter Übung gewiß zum ersehnten Ziel führen. Alles

Leid wird dann enden, alle Not schwinden; der Same künftiger Taten wird verbrannt werden, und die Seele wird für immer frei sein.

8. KAPITEL

KURZE ZUSAMMENFASSUNG DES RĀJA-YOGA

Das Folgende ist ein Kompendium von *rāja-yoga,* aus dem *kūrma-purāṇa* übersetzt.

Das Feuer des *yoga* verbrennt den Sündenkäfig, der den Menschen umschließt. Das Wissen wird geläutert und *nirvāṇa* unmittelbar erreicht. Aus *yoga* kommt Erkenntnis, und Erkenntnis hilft wiederum dem *yogin.* Wer beides, *yoga* und Erkenntnis in sich vereinigt, Wohlgefallen hat an ihm der Herr. Wisse, jene sind Götter, die sich im *mahāyoga* entweder einmal täglich oder zweimal täglich oder dreimal täglich oder ständig üben. *Yoga* zerfällt in zwei Teile. Der eine heißt *abhāva,* der andere *mahāyoga.* Worin über das eigene Selbst als über eine Null und ein Eigenschaftsloses meditiert wird, der heißt *abhāva.* In welchem das eigene Selbst als erfüllt von Wonne, völlig makellos und eins mit Gott erblickt wird, der heißt *mahāyoga.* Durch beide wird der *yogin* seines Selbst inne. Die anderen Arten des *yoga,* von denen wir lesen und hören, verdienen nicht mit dem herrlichen *mahāyoga* auf eine Stufe gestellt zu werden, in welchem der *yogin* sich und das gesamte Weltall als Gott erkennt. Diese ist von allen Arten des *yoga* die höchste.

Yama, niyama, āsana, prāṇāyāma, pratyāhāra, dhāraṇā, dhyāna und *samādhi,* — das sind die Stufen des *rāja-yoga,* von denen Nichtschädigen, Wahrhaftigkeit, Nicht-habsüchtig-sein, Keuschheit, von keinem irgendetwas annehmen, *yama* genannt wird; er läutert die Denksubstanz, das *citta.* Keinem lebenden Wesen durch Gedanken, Worte oder Taten ein Leid zufügen, wird *ahimṣā,* Nichtschädigen, genannt. Es gibt keine höhere Tugend als Nichtschädigen. Es gibt kein größeres Glück, als dasjenige, das ein Mensch infolge dieser Haltung des Nichtverletzens allem Geschaffenen gegenüber empfindet. In der Wahrheit tragen unsere Werke Früchte; in der Wahrheit läßt sich alles erreichen; auf Wahrheit ist alles gegründet. Tatsachen wiederzugeben wie sie sind, das ist Wahrheit. Sich nicht heimlich oder mit Gewalt fremdes Gut anzueignen, heißt *asteya,* Nicht-habsüchtig-sein. Keuschheit in Gedanken, Worten und Taten, immer und bei allen Gelegenheiten, heißt *brahmacarya.* Von niemandem irgendwelche Geschenke empfangen. auch wenn man furchtbar leidet heißt *aparigraha.* Dem liegt der Gedanke zugrunde, daß wenn ein Mensch von jemandem ein Geschenk annimmt, er seine Herzensreinheit einbüßt, gemein wird, seine Unabhängigkeit verliert, unfrei und hörig wird. Das Folgende sind Hilfsmittel, um im *yoga* Erfolg zu haben: regelmäßige Gewohnheiten und Bräuche *(niyama);* Enthaltsamkeit *(tapas);* Studium *(svādhyāya);* Zufriedenheit *(santośa);* Reinheit *(śaucam);* Anbetung Gottes *(īśvara-praṇidhāna)*. Fasten, oder Beherrschung des Körpers auf eine andere Weise, wird physisches *tapas* genannt.

Die Wiederholung der *vedas* und anderer *mantras*, durch welche das *sattva* im Körper geläutert wird, heißt Studium *(svādhyāya)*. Es gibt drei Arten der Wiederholung dieser *mantras*. Die eine heißt die wörtliche, eine andere die halbwörtliche, und die dritte die geistige. Die wörtliche oder hörbare ist die niedrigststehende, die unhörbare, die höchststehende von allen. Die laute Wiederholung ist die wörtliche; die nächstfolgende ist diejenige, bei der nur die Lippen bewegt werden, aber kein Laut zu hören ist. Die lautlose Wiederholung des *mantra*, die vom Überdenken seines Sinnes begleitet ist, wird „geistige Wiederholung" genannt und steht am höchsten. Die Weisen haben behauptet, es gäbe zwei Arten der Reinigung, eine äußere und eine innere. Die Reinigung des Körpers mit Wasser, Erde, oder anderem Material, ist äußere Reinigung, z. B. Baden usw. Die Reinigung des Geistes durch Wahrhaftigkeit und alle übrigen Tugenden wird innere Reinigung genannt. Beide sind notwendig. Es genügt nicht, daß ein Mensch innerlich rein sei, bei gleichzeitiger äußerer Unsauberkeit. Wenn beides nicht erreicht werden kann, ist die innere Sauberkeit die wertvollere, aber keiner wird ein *yogin* sein, der nicht beides besitzt.

Anbetung Gottes geschieht durch Danksagung, Betrachtung, Hingabe. Wir besprachen *yama* und *niyama.* Das nächste ist Sitzhaltung *(āsana).* Das einzige, was dabei zu begreifen wäre, ist, daß man den Körper nicht anlehnt und Brust, Schultern und Kopf gerade hält. Dann folgt *prāṇāyāma. Prāṇa* bedeutet die vitalen Kräfte im eigenen Körper, *āyāma* bedeutet ihre Beherrschung. Es gibt drei Arten von *prāṇāyāma,* den ganz einfachen, den mittleren und den ganz hohen. *Prāṇāyāma* besteht aus drei Teilen, dem Anfüllen, Einbehalten und Entleeren. Wenn Sie mit zwölf Sekunden beginnen, ist es der niederste *prāṇāyāma;* wenn Sie mit vierundzwanzig Sekunden beginnen, ist es der mittlere *prāṇāyāma;* der beste *prāṇāyāma* ist derjenige, welcher mit sechsunddreißig Sekunden beginnt. Die niederste Art des *prāṇāyāma* ist von Schweißausbruch begleitet, die mittlere von Zittern des Körpers, und der höchste *prāṇāyāma* von einer Empfindung des Schwebens und dem Einströmen großer Glückseligkeit. Es gibt einen *mantra, gāyatrī* genannt, einen sehr heiligen Vers aus den *vedas:* „Wir meditieren über die Herrlichkeit jenes Wesens, aus dem dies Weltall hervorging; möge Es unseren Geist erleuchten." *Oṃ* steht an seinem Anfang und Ende. Wiederholen Sie in einem *prāṇāyāma* drei *gāyatrīs.* In allen Büchern ist davon die Rede, daß *prāṇāyāma* eingeteilt sei in Ausstoßen oder Ausatmen *(recaka),* Einatmen *(pūraka)* und Zurückhalten mit Stillstand *(kumbhaka).* Die Sinnesorgane *(indriya)* wirken nach außen und kommen mit den äußeren Objekten in Berührung. Ihre Unterwerfung unter den

Willen wird *pratyāhāra* oder die Sammlung auf sich selbst genannt.

Das Fixieren der Denksubstanz auf den Lotus des Herzens, oder auf das Zentrum des Kopfes, wird *dhāraṇā* genannt. Wird es auf einen Punkt beschränkt, mit diesem Punkt als Basis, so steigen besonders geartete geistige Wellen auf, die nicht von andersartigen Wellen verschlungen werden, sondern allmählich die Vorherrschaft gewinnen, während die übrigen zurücktreten und schließlich verschwinden. Dann weicht die Vielfalt dieser Wellen der Einheit, und nur eine einzige Welle bleibt in der Denksubstanz zurück. Das ist dann *dhyāna,* Meditation. Wenn sie keiner Basis mehr bedarf, wenn die Denksubstanz zu einer einzigen Welle — eingestaltig — wurde, wird dies *samādhi* genannt. Jeden Beistandes der verschiedenen Stellen und Zentren beraubt, bleibt in der Denksubstanz nur der Sinn des Gedachten gegenwärtig. Wenn die Denksubstanz zwölf Sekunden lang auf das Zentrum gerichtet werden kann, ist das eine *dhāraṇā;* zwölf solcher *dhāraṇās* bilden ein *dhyāna* und zwölf solcher *dhyānas* einen *samādhi.*

In der Nähe des Feuers, im Wasser, auf mit dürrem Laub bedecktem Boden, wo viele Ameisenhaufen sind oder wilde Tiere, wo Gefahr droht, wo vier Wege sich kreuzen, wo zuviel Lärm ist, wo viele böse Menschen sind, darf der *yoga* nicht geübt werden. Das gilt vor allem für Indien. Üben Sie nicht, wenn Sie sich körperlich träge oder krank oder seelisch sehr bedrückt oder elend fühlen. Gehen Sie dann in die Stille, wohin Menschen, die Sie stören könnten, nicht kommen. Wählen Sie keine unsauberen Orte. Wählen Sie lieber eine schöne Landschaft, oder einen schönen Raum in Ihrem eigenen Hause. Verneigen Sie sich vor Beginn des Übens zuerst in Ehrfurcht vor allen *yogins* früherer Zeiten, vor Ihrem eigenen *guru* und vor Gott, und dann beginnen Sie.

Dann ist von *dhyāna* die Rede, und einige Beispiele von Gegenständen der Meditation werden angeführt. Man soll aufrecht sitzen und auf seine Nasenspitze sehen. Wir werden später erfahren, in welchem Maß das zur Konzentration der Denksubstanz beiträgt, wie man, durch Beherrschen der beiden Sehnerven, der Beherrschung des Reaktionsbogens, und damit des Willens, um ein gutes Stück näherkommt. Hier einige Meditationsübungen als Beispiel. Stellen Sie sich oben auf dem Kopf einen mehrere Zentimeter hohen Lotus vor, und denken Sie sich Tugend als seine Mitte und Erkenntnis als seinen Stiel. Die acht Blütenblätter des Lotus sind die acht Kräfte des *yogin*. Die Staubfäden und der Stempel innen sind der Verzicht. Wenn der *yogin* auf die äußeren Kräfte verzichtet, wird er Erlösung finden. So sind denn die acht Blütenblätter des Lotus die acht Kräfte, Staubfäden und Stempel innen aber äußerster Verzicht auf alle diese Kräfte. Dann stellen Sie sich im Innern dieses Lotus den Goldenen, den Allmächtigen, den Unberührbaren vor, Ihn, dessen Name *oṃ* ist, den Unaussprechlichen, umgeben von strahlendem Licht. Darüber meditieren Sie. Noch eine andere Meditation wird gegeben. Stellen Sie sich in Ihrem Herzen einen Raum vor und inmitten dieses Raumes eine Flamme. Stellen Sie sich vor, diese Flamme sei Ihre eigene Seele, inmitten dieser Flamme befinde sich ein anderes strahlendes Licht, und das sei die Seele Ihrer Seele, — Gott. Meditieren Sie in Ihrem Herzen darüber. Keuschheit, Nichtschädigen, Vergebung selbst dem größten Feinde gegenüber, Wahrhaftigkeit, Vertrauen in Gott — das alles sind verschiedene Arten von *vṛttis*. Lassen Sie den Mut nicht sinken, wenn Sie alles das noch nicht in der Vollendung besitzen. Arbeiten Sie, und dann wird es sich alles einstellen. Wer aller Anhänglichkeit, aller Furcht und allem Zorn entsagte, wer sich mit ganzer Seele Gott zuwandte, wer seine Zuflucht zu Gott nahm und wessen Herz rein wurde, dem wird, mit welchem Wunsche auch immer er sich Gott nahen möge, dieser Wunsch von Ihm erfüllt werden. Darum bringen Sie Ihm durch Erkenntnis, Liebe oder Verzicht Anbetung dar.

„Er ist mein geliebter Verehrer, er ist mein geliebter *bhakta*, der niemanden haßt, der aller Freund ist, der an allen Barmherzigkeit übt, der nichts zu eigen besitzt, der frei von Selbstsucht ist, der in Leid und Freude Gleichmut bewahrt, der Nachsicht übt, der immer zufrieden ist, der ständig den *yoga* übt, dessen Selbst beherrscht ist, dessen Wille fest ist, dessen Sinn und Verstand mir zu Eigen gegeben sind; wisse, daß der mein geliebter *bhakta* ist. Der keine Verwirrung stiftet, der durch andere nicht verwirrt werden kann, der frei von Freude, Zorn, Furcht und Ängstlichkeit ist, ein solcher ist mein Geliebter. Er, der von nichts abhängig ist — rein, tätig, von allem lassend — dem es gleich ist, ob ihm Gutes oder Böses begegnet, der nie unglücklich ist; der sich bei Lob oder Tadel gleichbleibt, stillen, nachdenklichen Sinnes ist, glückselig durch das Kleinste, das ihm begegnet, heimatlos er — wer keine Heimat hat, dem ist die ganze Welt Heimat — der steten Geistes ist, ein solcher wird zum *yogin.*

Es war einmal ein großer Gott-Weiser mit Namen *Nārada.* So wie es unter den Menschen Weise, große *yogins,* gibt, so gibt es auch große *yogins* unter den Göttern. *Nārada* war ein guter *yogin* und sehr mächtig. Er wanderte überall hin. Eines Tages kam er durch einen Wald und sah dort einen Mann, der so lange meditiert hatte, daß die weißen Ameisen einen großen Haufen um seinen Körper errichten konnten. So lange hatte er in der gleichen Stellung gesessen. Der fragte *Nārada:* „Wohin gehst du?" *Nārada* erwiderte: „Ich gehe in den Himmel." „Dann frage doch Gott, wann Er sich meiner erbarmen wird, wann ich befreit sein werde." Etwas weiter sah *Nārada* einen anderen Mann. Der sprang singend und tanzend umher und rief: „O, *Nārada,* wohin gehst du?“ Seine Stimme und seine Bewegungen waren voller Wildheit. *Nārada* sagte: „Ich gehe in den Himmel. „Dann frage doch, wann ich befreit sein werde.“ *Nārada* ging weiter. Im Verlauf der Zeit kam er wieder desselben Weges, und da war wieder der Mann, der von dem Ameisenhaufen umgeben meditiert hatte. Und er fragte: „O, *Nārada*, hast du den Herrn nach mir gefragt?“ „O, ja.“ „Was sagte Er?“ „Der Herr sagte mir, du würdest nach vier weiteren Geburten frei sein.“ Da fing der Mann zu weinen und zu jammern an und sprach: „Ich habe meditiert, bis ein Ameisenhaufen um mich herumwuchs, und doch stehen mir noch vier weitere Geburten bevor!“ *Nārada* ging zu dem anderen Mann. „Fragtest du, worum ich dich bat?“ „O, ja. Siehst du diesen Tamarindenbaum? Ich soll dir sagen, daß dir noch so viele Geburten bevorstehen, wie Blätter an diesem Baume sind. Dann wirst du frei sein.“ Da fing der Mann vor Freude zu tanzen an und sagte: „So bald schon werde ich frei sein!“ Da ließ sich eine Stimme vernehmen: „Mein Kind, noch in diesem Augenblick wirst du frei sein.“ Das war die Belohnung für seine Beharrlichkeit. Er war bereit, alle diese Geburten hindurch zu arbeiten, und nichts entmutigte ihn. Dem ersten Mann schienen aber selbst vier weitere Geburten zu viel. Nur einer Beharrlichkeit wie jener Mann sie zeigte, der bereit war, Äonen hindurch zu warten, wird der höchste Erfolg zuteil.

DIE YOGA-SŪTRAS
DES
PATAÑJALI

EINLEITUNG

Bevor ich auf die *yoga-sūtras* eingehe, will ich eine wichtige Frage zu behandeln suchen, auf die sich für die *yogins* die ganze Religionslehre gründet. Es scheint, daß die geistig Großen der Welt in der von der naturwissenschaftlichen Forschung nahezu bewiesenen Tatsache übereinstimmen, daß wir Ergebnis und Manifestation eines un-bedingten Zustandes sind, der vor unserem augenblicklichen bedingten Zustande liegt, und daß wir vorwärtsschreiten, um zu jenem unbedingten zurückzukehren. Dies zugegeben, ist die Frage nun die, welcher der bessere sei, der un-bedingte Zustand oder der jetzige. Es gibt Leute genug, die meinen, dieser Zustand der Manifestation sei der höchste dem Menschen mögliche. Große Denker sind der Ansicht, daß wir Manifestationen eines undifferenzierten Seins sind und daß der differenzierte Zustand ein höherer sei als der un-bedingte. Sie meinen, das Un-bedingte könne unmöglich irgendwelche Eigenschaften besitzen, es müsse empfindungslos und unbelebt sein, und nur das differenzierte Leben könne Genuß gewähren, so daß wir ihm anhangen müßten. Zunächst wollen wir andere Lebensdeutungen untersuchen. Eine der alten Deutungen war die, daß der Mensch nach dem Tode der gleiche bleibe und alle seine guten Eigenschaften, abzüglich der schlechten, ihm ewig verblieben. Folgerichtig durchdacht bedeutet dies, daß diese Welt des Menschen Ziel ist; diese Welt, auf eine höhere Ebene versetzt und von ihren Übeln befreit, ist für sie der Himmel. Diese Theorie erweist sich auf den ersten Blick als absurd und kindisch, weil es so nicht sein kann. Es kann kein Gutes ohne ein Böses geben, oder ein Böses ohne ein Gutes. In einer Welt leben zu wollen, in der alles gut ist und nichts böse, ist, nach einem Sanskritwort, ein ‚Lufttraum'. Eine andere Theorie wurde in neuerer Zeit von verschiedenen Schulen aufgestellt. Nach ihr ist es die Bestimmung des Menschen, in ständigem Fortschritt vorwärtszuschreiten, dem Ziele zustrebend, ohne es aber je zu erreichen. Diese Darstellung ist ebenfalls absurd, obgleich sie ganz hübsch klingt, weil es so etwas wie eine Fortbewegung in gerader Linie überhaupt nicht gibt. Jede Bewegung vollzieht sich kreisförmig. Nähmen Sie einen Stein und schleuderten Sie ihn in den Raum hinaus, und könnten Sie dann lange genug leben, um es abzuwarten, so würde dieser Stein, vorausgesetzt, daß er keinem Hindernis begegnete, in Ihre Hand zurückkehren. Deshalb ist diese Vorstellung absurd, die Bestimmung des Menschen sei ewiger Fortschritt. Eine Gerade, ins Unendliche projiziert, muß im Kreise enden. Wenn es auch nicht zum Thema gehört, möchte ich doch darauf hinweisen, daß diese Lehre eine Erklärung für die sittliche Forderung bietet, daß man lieben und nicht hassen soll. Denn wie der elektrische Strom den Dynamo verläßt und zu diesem, in der Vollendung des Kreises, wieder zurückkehrt, so wenden sich auch die ausgehenden Ströme von Liebe und Haß zu ihrem Ursprung zurück. Darum hassen Sie niemanden, weil dieser Haß, den Sie ausströmen, schließlich wieder bei Ihnen einmünden muß. Wenn Sie lieben, wird diese Liebe zu Ihnen zurückkehren und darin den Kreislauf vollenden. Es ist so gewiß wie irgendetwas, daß aller Haß, der vom Herzen eines Menschen ausgeht, in voller Stärke zu ihm zurückkehrt; nichts vermag dies aufzuhalten. Ebenso kehrt jede Liebesregung zu ihm zurück. Auf anderen Gebieten erweist sich die Lehre von einem ewigen Fortschritt ebenfalls als unhaltbar, denn alles Irdische ist zum Untergang bestimmt. Wohin führen uns alle unsere Kämpfe und Hoffnungen, unsere Befürchtungen und Freuden? Wir werden alle dem Tode anheimfallen. Wo bleibt da diese geradlinige Bewegung, dieser unendliche Fortschritt? Von ihrem Mittelpunkt entfernt sie sich nur, um wieder zu ihm, von dem sie ausging, zurückzukehren. Sehen Sie, wie aus dem Sternennebel Sonne, Mond und Sterne sich bilden, und wie sie sich schließlich wieder auflösen und zu Sternennebel werden. Dasselbe geschieht überall. Die Pflanze nimmt ihre Stoffe aus der Erde, löst sich auf und gibt sie zurück. Alles Gestaltete in dieser Welt ist den umgebenden Atomen entnommen und zerfällt wieder in diese Atome. Das gleiche Gesetz kann sich nicht an verschiedenen Orten verschieden auswirken; es bleibt immer das gleiche. Gilt dies im Bereich der Natur, so muß es auch im Bereich des Geistes gelten. Auch das diesem zugehörende wird vergehen und zu seinem Ursprung zurückkehren. Ob wir wollen oder nicht, wir werden zu unserem Ursprung zurückkehren müssen, der Gott, oder das Absolute, heißt. Wir alle kommen von Gott her, und uns allen ist bestimmt, zu Gott zurückkehren, sie mögen ihn nennen bei welchem Namen Sie wollen: Gott, das Absolute, oder Natur. „Aus dem dieses Weltall hervorging, in dem alles Lebende atmet, zu dem alles wieder zurückkehrt." Daran ist nicht zu rütteln. Die Natur arbeitet überall nach dem gleichen Plan, und was in der einen Sphäre ausgearbeitet wird, wiederholt sich in Millionen Sphären. Was für die Planeten Gültigkeit hat, das hat auch für die Erde, für den Menschen und alles übrige Gültigkeit. Die riesige Woge besteht aus unzähligen Wellchen, vielleicht aus Millionen. Das Gesamtleben der Welt besteht aus Millionen kleiner Existenzen, und der Gesamttod der Welt aus den Toden dieser Millionen kleiner Wesen.

Nun erhebt sich die Frage, ob die Rückkehr zu Gott den höheren Zustand bedeute, oder nicht? Die Philosophen der Schule des *yoga* bejahen es mit Entschiedenheit. Sie nennen den gegenwärtigen Zustand des Menschen eine Entartung. Keine einzige Religion behauptet, der Mensch bedeute einen Fortschritt. Allgemein herrscht die Ansicht, daß der Mensch im Anfang vollkommen und rein war, daß er bis an die Grenze der Entartung entartete, und daß der Zeitpunkt kommen muß, an dem seine Bahn wieder aufwärtssteigt, um den Kreislauf zu vollenden. Der Kreis muß beschrieben werden. So tief der Mensch auch sinken mag, schließlich muß er die Wendung nach oben vollziehen und zu seinem Ursprung zurückkehren, der Gott ist. Im Anfang kommt der Mensch aus Gott, in der Mitte wird er Mensch, und am Ende kehrt er zu Gott zurück. Das ist die dualistische Formulierung des Vorgangs. Der monistischen Auffassung nach ist der Mensch Gott und vollzieht die Rückkehr zu seiner eigenen Göttlichkeit. Wenn unser gegenwärtiger Zustand der höhere ist, warum umschließt er dann soviel Schrecken und Jammer? Wenn er der höhere Zustand ist, warum nimmt er ein Ende? Was verdirbt und entartet, kann unmöglich der höchste Zustand sein. Warum sollte dieser so teuflisch, so unbefriedigend sein? Er ist nur soweit zu rechtfertigen als er uns Mittel ist, die Wendung zum Höheren zu vollziehen. Wir müssen durch ihn hindurch, um wiedergeboren zu werden. Der Same, in die Erde gesenkt, zerfällt, löst sich auf nach einiger Zeit, und aus diesem Zerfall entsteht der herrliche Baum. Jede Seele muß vergehen, um zu Gott zu werden. Darum, je eher wir diesen Zustand überwinden, der „Mensch" heißt, um so besser. Kann es durch Selbstmord geschehen? Keineswegs. Das würde keine Lösung des Problems bedeuten. Selbstpeinigung, oder Verfluchung des Lebens, ist ebenfalls kein Ausweg. Wir müssen durch den „Sumpf der Verzweiflung" *(Bunyan)* hindurch, und je eher wir ihn durchwatet haben, um so besser. Wir dürfen nie vergessen, daß der Zustand des Menschseins nicht der höchste ist.

Schwer einzusehen ist, daß jener andere Zustand, das Absolute, welcher der höchste genannt wurde, nicht — wie zuweilen befürchtet wird — der des Zoophyten oder des fühllosen Steines ist. Für manche Menschen gibt es nur zwei Daseinsformen, die des Steines und die des Gedankens. Wer gibt ihnen aber das Recht, das Dasein auf diese beiden einzuschränken? Gibt es nicht etwas, das dem Denken weit überlegen ist? Wenn die Schwingungen des Lichtes sehr schwach sind, sehen wir sie nicht; wenn sie etwas stärker werden, erscheinen sie uns als Licht; wenn sie noch stärker werden, sehen wir sie wiederum nicht; wir nehmen nur Dunkelheit wahr. Ist nun die Dunkelheit des Endes die gleiche wie die des Anfangs? Sicher nicht; sie sind verschieden wie die beiden Pole. Ist die Gedankenlosigkeit des Steines die gleiche wie die Gedankenlosigkeit Gottes? Gott denkt nicht. Warum sollte er es tun? Ist ihm irgendetwas verborgen, so daß er Überlegungen anstellen müßte? Gott stellt keine Überlegungen an; der Stein kann es nicht. Diese Philosophen gehen nicht über das Denken hinaus; es gibt für sie nichts höheres als das Denken.

Es gibt aber viel höhere Daseinsstufen, jenseits aller Denkmöglichkeit. Tatsächlich liegen die Anfänge religiösen Lebens jenseits des Intellektes. Wenn Sie Denken, Intellekt und alle Überlegungen hinter sich lassen, haben Sie die ersten Schritte auf Gott zu getan; und das ist der Anfang wahren Lebens. Was für gewöhnlich Leben genannt wird, ist ein embryonaler Zustand.

Die nächste Frage wird sein, welche Beweise es dafür gibt, daß der Zustand jenseits von Denken und Überlegung der höchste Zustand ist. Erstens haben alle Großen der Welt — viel größer als jene, die nur reden, Männer, die die Welt bewegten, Männer, die keinerlei selbstischen Zwecke verfolgten — dieses Leben für eine nur kleine Strecke des Weges zur jenseitigen Unendlichkeit erklärt. Zweitens behaupten sie es nicht nur; sie weisen jedem den Weg, sie erklären jedem ihre Methoden, so daß alle ihnen nachzufolgen vermögen. Gibt es ein Denken, das diese Welt erklärt? Die Grenzen der durch Denken erschließbaren Welt würden diejenigen unseres Erkennens sein, wenn wir nicht darüber hinausgehen könnten, nicht nach anderem fragen dürften. Warum sollte man dem Zeugnis der Sinne vertrauen? Wenn es außerhalb des Denkbereiches nichts gibt, haben wir keinen Boden unter den Füßen, und es bleibt uns nichts als Nihilismus. Die Grundlage der indischen Philosophie ist aber die Überzeugung von der Überschreitbarkeit des Denkens. Der indische Philosoph wagt zu forschen, und es gelingt ihm, etwas zu finden, das höher als dieses Denken ist und das allein den gegenwärtigen Zustand erklären kann. Darin besteht der Wert eines Studiums, dessen Gegenstand uns über die Welt hinausführen kann. „Du bist unser Vater und wirst uns über das Meer der Unwissenheit ans andere Ufer bringen.“ Das allein ist Religionswissenschaft.

1. KAPITEL

KONZENTRATION, — IHRE GEISTIGE ANWENDUNG

Atha yogānuśāsanam.

1. „Jetzt wird Konzentration erklärt."

Yogaś citta-vṛtti-nirodhaḥ.

2. „*Yoga* ist die Unterdrückung der Funktionen *(vṛtti)* der Denksubstanz *(citta)*."

Hierzu sind Erklärungen nötig. Wir müssen wissen was *citta* ist und was *vṛttis* sind. Ich habe Augen. Augen an sich sehen nicht. Entfernen Sie das zerebrale Zentrum, das sich im Kopf befindet, und die Augen werden, mit intakter Netzhaut und dem Bilde des Gegenstandes darauf, noch da sein, aber trotzdem nicht sehen. Also sind die Augen nur ein untergeordnetes Instrument und nicht das eigentliche Sehorgan, das sich in einem Nervenzentrum des Gehirns befindet. Die Augen allein würden nicht genügen. Zuweilen schläft ein Mensch mit offenen Augen. Das Licht ist da, und das Bild auch, aber ein Drittes fehlt noch: das Denkorgan muß dem Sehorgan verbunden werden. Das Auge ist das äußere Instrument, wir bedürfen aber noch des zerebralen

Zentrums und der Wirksamkeit des Denkorgans. Wagen durchrattern die Straßen und Sie hören sie nicht. Warum nicht? Weil Ihr Denkorgan sich nicht dem Hörorgan verband. Da ist zuerst das Instrument, dann das Sinnesorgan und schließlich die Verknüpfung des Denkorganes mit diesen beiden. Das Denkorgan leitet die Empfindung weiter und übermittelt sie dem bestimmenden Vermögen *(buddhi)*, das darauf reagiert. Gleichzeitig mit dieser Reaktion blitzt das Ichgefühl auf. Danach wird diese Verbindung von Aktion und Reaktion der wahren Seele *(puruṣa)* dargeboten, die einen Gegenstand in dieser Verbindung wahrnimmt. Die Sinnesorgane *(indriya)* zusammen mit dem Denkorgan *(manas)*, dem bestimmenden Vermögen *(buddhi)* und dem Ichprinzip *(ahaṃkāra)* bilden die Gruppe der inneren Werkzeuge *(antaḥkaraṇa)*. Diese sind nichts als verschiedenartige Prozesse innerhalb der Denksubstanz *(citta)*. Die Denkwellen im *citta* heißen *vṛtti* (wörtlich: Strudel). Was ist ein Gedanke? Eine Kraft wie die Schwerkraft oder die Kraft der Abstoßung. Aus dem ungeheuren Kräftespeicher der Natur ergreift das Instrument, *citta* genannt, einen Teil jener Kräfte, zieht sie in sich hinein und sendet sie als Gedanken wieder aus. Kraft wird uns durch die Nahrung zugeführt, und aus dieser Nahrung nimmt der Körper die Kraft, sich zu bewegen, usw. Andere Kräfte, die subtileren, gibt er als Gedanken von sich. Wir sehen also, daß das Denkorgan nicht vernunftbegabt ist, obgleich es den Anschein hat. Und warum? Weil die vernunftbegabte Seele dahintersteht. Sie sind das einzige fühlende Wesen; das Denkorgan ist nur das Instrument, mit dem Sie die Außenwelt erfassen. Sehen Sie dies Buch an: als Buch existiert es nicht außerhalb unser, denn was außerhalb unser existiert, ist unbekannt und unerkennbar. Aus dem Unerkennbaren kommt der Anreiz, wird dem Denkorgan ein Stoß versetzt, und das Denkorgan reagiert darauf mit der Gestalt eines Buches, so wie bei dem Hineinwerfen eines Steines ins Wasser, dieses in Gestalt von Wellen gegen denselben anprallt. Das wirkliche Weltall ist der Anreiz für die Reaktion des Denkorganes. Eine Buchgestalt, oder eine Elefantengestalt, oder eine Menschengestalt, — sie sind nichts außerhalb unser, wir kennen nur die Reaktion unseres Denkorganes auf den Anreiz von außen. „Materie ist die beständige Möglichkeit von Empfindungen", sagt John Stuart Mill. Nur der Anreiz kommt von außen. Nehmen Sie zum Beispiel eine Auster. Sie wissen, wie Perlen sich bilden: ein Fremdkörper dringt in die Schale ein, er ruft einen Reiz hervor, und die Auster umgibt den Fremdkörper mit einer Art Glasur, wodurch die Perle entsteht. Die Welt der Erfahrung ist gleichsam die von uns gebildete Glasur, während die wirkliche Welt der Fremdkörper ist, der den Kern bildet. Der Durchschnittsmensch wird das nie begreifen, denn sowie er es versucht, stellt er die Glasur aus sich heraus und sieht nur sie. Nun verstehen wir, was mit *vṛttis* gemeint ist. Der wirkliche Mensch steht hinter dem Denkorgan, und dieses ist Werkzeug in seiner Hand. Es ist seine Vernunft, die das Denkorgan durchdringt. Nur wenn der Mensch hinter dem Denkorgan steht, wird es vernunftbegabt. Wenn er es aufgibt, zerfällt es und wird zunichte. Sie werden nun verstehen, was mit dem *citta* gemeint ist. Es ist die Denksubstanz, und die *vṛttis* sind die Wellen und Wellchen, die sich in ihr erheben, wenn die äußeren Ursachen ihr den Anstoß geben. Diese *vṛttis* sind unser Weltall.

Wir können bei einem See nicht bis auf den Grund sehen, wenn die Oberfläche bewegt ist. Erst wenn die kleinen Wellen sich gelegt haben und das Wasser ruhig ist, können wir etwas vom Grund erblicken. Ist aber das Wasser schlammig, oder immerfort bewegt, so kann man nicht auf den Grund sehen, doch wir können es, wenn das Wasser klar ist und keine Wellen bildet. Der Grund des Sees ist unser wahres Selbst, der See ist das *citta,* und die Wellen sind die *vṛttis.* Außerdem gibt es drei Zustände innerhalb der Denksubstanz, von denen jener der Finsternis *(tamas)* bei Rohlingen und Idioten anzutreffen ist und nur Schaden anrichten kann. In dieser Verfassung bleibt für keinen anderen Gedanken Raum. Dann gibt es den Zustand der Aktivität *(rajas),* dessen hauptsächlichen Triebkräfte Macht und Genuß sind. „Ich will Macht besitzen und andere beherrschen." Ferner gibt es den Zustand der Heiterkeit und Ruhe *(sattva),* in dem die Wellen sich legen und das Wasser des Geistes-Sees klar wird.

Es ist keiner der Untätigkeit, vielmehr intensiver Wirksamkeit. Ruhe zu bewahren, ist die größte Kraftoffenbarung, während es leicht ist, tätig zu sein. Wenn Sie die Zügel schießen lassen, werden die Pferde mit Ihnen durchgehen. Das kann jeder, aber stark ist, wer die ausschlagenden Pferde zum Stehen bringen kann. Was erfordert mehr Kraft: loszulassen, oder zurückzuhalten? Der ruhige Mensch ist nicht zugleich auch der stumpfe. Sie dürfen *sattva* nicht mit Stumpfheit oder Trägheit verwechseln. Der ruhige Mensch ist derjenige, der den Geisteswellen gebieten kann. Aktivität offenbart nur geringe, Ruhe dagegen überlegene Kraft.

Das *citta* sucht stets zu seinem ursprünglichen reinen Zustand zurückzukehren, doch die Sinnesorgane ziehen es nach außen. Das *citta* zurückzuhalten, jene nach außen gerichtete Tendenz zu hemmen und es dazu zu bringen, die Reise zurück zum Wesensgrunde der Vernunft anzutreten, bildet den ersten Schritt im *yoga*, weil nur auf diese Weise das *citta* seine eigene Wirksamkeit entfalten kann.

Obgleich das *citta* in jedem Tier, vom niedrigsten bis zum höchsten, zu finden ist, besitzt es doch nur der Mensch als Intellekt. Bevor nicht die Denksubstanz die Gestalt des Intellekts annahm, kann sie nicht diesen weiten Weg zurückgehen und die Seele befreien. Unmittelbare Erlösung ist für die Kuh oder den Hund nicht möglich, weil ihr *citta*, — obgleich sie ein Denkorgan besitzen, — noch nicht die Gestalt annehmen konnte, die wir Intellekt nennen.

Das *citta* offenbart sich folgendermaßen: zerstreuend, verdunkelnd, sammelnd, auf eines gerichtet und konzentriert. „Zerstreuend", ist es Aktivität. Sie hat die Tendenz, sich als Lust oder Schmerz zu äußern. „Verdunkelnd", ist es Dumpfheit, die zum Schädigen neigt. Der Kommentator behauptet, die erste Form sei den *devas* eigen, die zweite den Dämonen. „Sammelnd" ist das *citta* dann, wenn es bestrebt ist, den Mittelpunkt zu finden. Das „Auf-eines-gerichtet-sein" ist dann gegeben, wenn es sich zu konzentrieren sucht, und in dieser „Konzentration" führt es uns zum *samādhi.*

Tadā draṣṭuḥ svarūpe 'vasthānam.

3. „Während dieser Zeit (der Zeit der Konzentration) ruht der Schauende *(puruṣa)* im eigenen (unveränderten) Wesen."

Sowie die Wellen sich gelegt haben und der See geglättet ist, können wir bis auf den Grund sehen. So verhält es sich auch mit dem Geiste. Wenn er in Ruhe ist, erkennen wir unsere wahre Natur; wir verwechseln uns mit nichts mehr, sondern bewahren unser eigenes Selbst.

Vṛtti-sārūpyam itaratra.

4. „Zu anderen Zeiten (als denen der Konzentration) ist der Schauende mit den Funktionen identisch geworden."

Jemand tadelt mich, zum Beispiel. Das löst eine

Funktion *(vṛtti)* in meiner Denksubstanz aus, ich identifiziere mich mit ihr, und die Folge ist Leid.

Vṛttayaḥ pañcatayyaḥ kliṣṭā akliṣṭāḥ.

5. „Es gibt fünf Arten von Funktionen (einige) mühevoll und (andere) mühelos."

Pramāṇa-viparyaya-vikalpa-nidrā-smṛtayaḥ.

6. „(Dieses sind) richtige Erkenntnis, Mangel an Unterscheidung, Wortirrtum, Schlaf und Erinnerung."

Pratyakṣānumānāgamāḥ pramāṇāni.

7. „Unmittelbare Wahrnehmung, Schlußfolgerung und zuverlässiger Ausspruch haben Beweiskraft."

Wenn zwei Wahrnehmungen sich nicht widersprechen, gilt es uns als Beweis. Ich höre von etwas, und wenn es einem schon Wahrgenommenen widerspricht, beginne ich, es anzufechten und glaube es nicht. Es gibt auch dreierlei Art von Beweisen. Erstens die unmittelbare Wahrnehmung *(pratyakṣa)*, der alles als Beweis gilt was wir sehen und fühlen, wenn es nur ohne Sinnestäuschung geschah. Ich sehe die Welt; das ist Beweis genug, daß sie existiert. Zweitens Schlußfolgerung *(anumāna)*; Sie sehen ein Zeichen und schließen von ihm auf den bezeichneten

Gegenstand. Drittens die unmittelbare Wahrnehmung *(āptavacana)* der *yogins*, oder derer, die die Wahrheit schauten. Wir alle ringen um Erkenntnis. Sie und ich müssen aber schwer darum ringen und können zur Erkenntnis nur durch den langwierigen Prozeß der Schlußfolgerungen gelangen, während der *yogin*, der Reine, dies alles hinter sich gelassen hat. In seinem Bewußtsein sind Vergangenheit, Gegenwart und Zukunft eins, das eine Buch in dem er liest. Er bedarf nicht mehr unseres ermüdenden Verfahrens, um Erkenntnis zu erlangen. Seine Worte besitzen Beweiskraft, weil er in sich selber die Wahrheit trägt. Das gilt z. B. für die Verfasser der heiligen Schriften, und deshalb wohnt diesen Schriften Beweiskraft inne. Lebten solche Menschen heute, so würden ihre Worte Beweiskraft besitzen. Andere Philosophen ergehen sich in langen Erörterungen über *āptavacana* und fragen, welches denn der Beweis für die Worte jener Denker sei. Der Beweis ist ihre unmittelbare Wahrnehmung, weil alles, was ich sehe, Beweiskraft hat und alles, was Sie sehen, Beweiskraft hat, sofern es nicht in Widerspruch mit irgendwelcher früheren Erkenntnis steht. Es gibt eine Erkenntnis jenseits der Sinne, und wenn sie nicht in Widerspruch mit der Vernunft und früherer menschlicher Erkenntnis steht, besitzt sie Beweiskraft. Jeder Irre kann in dies Zimmer kommen und behaupten, er sähe sich von Engeln umgeben. Das besäße noch keine Beweiskraft. Zu allererst muß es echte Erkenntnis sein, dann darf es nicht früherer

Erkenntnis widersprechen, und schließlich muß der Charakter des Menschen, der den Beweis liefert, ausschlaggebend sein. Ich hörte die Ansicht äußern, der Charakter eines Menschen sei nicht so wichtig wie das, was er möglicherweise zu sagen habe, — wir müßten ihn erst einmal anhören. Das mag für andere Gebiete gelten: jemand kann ein schlechter Mensch sein und trotzdem als Astronom eine große Entdeckung machen. Doch auf religiösem Gebiet ist es anders, weil kein unlauterer Mensch je imstande sein wird, zu den religiösen Wahrheiten zu gelangen. Deshalb müssen wir zu allererst darauf achten, daß ein Mensch, der ein *āpta* zu sein behauptet, eine durchaus selbstlose und heilige Persönlichkeit ist, daß er, zweitens, über die Sinne hinausgelangt ist, und daß, drittens, dasjenige, was er behauptet, mit den früheren Erkenntnissen der Menschheit nicht in Widerspruch steht. Keine neu entdeckte Wahrheit steht in Widerspruch mit früheren Wahrheiten, sondern fügt sich ihnen ein. Viertens muß eine Möglichkeit bestehen, jene Wahrheit nachzuprüfen. Wenn ein Mensch behauptet: ‚ich hatte eine Vision' und mir sagt, ich könne sie nicht haben, dann glaube ich ihm nicht. Jeder muß sie selber haben können. Der ist kein *āpta*, der mit seiner Erkenntnis hausieren geht. Alle diese Bedingungen müssen erfüllt sein. Als erstes müssen Sie darauf achten, daß der Mensch lauter ist, daß ihn keine selbstsüchtigen Beweggründe leiten und er nicht gewinn- oder ruhmsüchtig ist Zweitens muß er beweisen können, daß er Überbewußtsein besitzt. Drittens muß er uns etwas bieten, das uns die Sinne nicht vermitteln können und das der Welt zum Segen gereicht. Wir müssen darauf achten, daß es nicht zu anderen Wahrheiten in Widerspruch steht. Wenn es zu anderen wissenschaftlichen Erkenntnissen in Widerspruch steht, weisen Sie es sofort zurück. Viertens sollte der Betreffende niemals einen Sonderfall darstellen; er sollte nur das bezeugen, was allen Menschen erreichbar ist. Die drei Beweisarten sind also: unmittelbare Sinneswahrnehmung, Schlußfolgerung und die Worte eines *āpta.* Ich kann dieses Wort nicht übersetzen. Es ist nicht das Wort ‚inspiriert', weil Inspiration als von außen kommend angenommen wird, während diese Erkenntnis im Menschen selbst entstanden ist. Wörtlich bedeutet es ‚erlangt'.

Viparyayo mithyā-jñānam atad-rūpa-pratiṣṭham.

8. „Mangel an Unterscheidung ist irrtümliche Erkenntnis ohne Stand im wirklichen Wesen."

Die nächste Art *vṛtti* entsteht durch Verwechslung zweier Dinge, so wie ein Stück Perlmutter für ein Stück Silber gehalten wird.

Śabda-jñānānupātī vastu-śūnyo vikalpaḥ.

9. „Wortirrtum entsteht aus einer Wortfolge ohne (entsprechende) Wirklichkeit."

Es gibt noch eine andere Art *vṛtti, vikalpa* genannt. Es fällt ein Wort, und wir nehmen uns nicht die Zeit, seinem Sinn nachzuspüren; wir ziehen sofort voreilige Schlüsse. Das deutet auf eine Schwäche des *citta* hin. Jetzt werden Sie den Begriff der Zügelung verstehen. Je schwächer ein Mensch ist, um so weniger wird er sich zügeln können. Machen Sie stets bei sich, zur Selbstprüfung, die Probe darauf. Wenn Sie im Begriff stehen, sich zu ärgern oder sich unglücklich zu fühlen, dann denken Sie darüber nach, wieso es kommt, daß z. B. irgendeine Nachricht, die Sie erhielten, den Geist in *vṛttis* stürzt.

Abhāva-pratyayālambanā vṛttir nidrā.

10. „Schlaf ist eine *vṛtti,* welche die Empfindung der Leere umschließt."

Die nächsten *vṛttis* heißen Schlaf und Traum. Wenn wir erwachen, wissen wir, daß wir geschlafen haben; wir können uns aber nur an Wahrgenommenes erinnern. An das, was wir nicht wahrgenommen haben, können wir uns niemals erinnern. Jede Reaktion bildet eine Welle im See. Wenn nun während des Schlafes im Denkorgan keine Wellen sich bildeten, würde es weder positiver, noch negativer Wahrnehmungen fähig sein, und wir würden uns ihrer nicht erinnern. Der eigentliche Grund unserer Erinnerung an den Schlaf ist der, daß während des Schlafes eine bestimmte Art von Wellen unser Denkorgan erfüllte. Erinnerung ist eine andere Art *vṛtti, smṛti* genannt.

Anubhūta-viṣayāsampramoṣaḥ smṛtiḥ.

11. „Erinnerung entsteht, wenn *(vṛttis* von) wahrgenommene(n) Gegenstände(n) nicht entgleiten (und durch Eindrücke wieder bewußt werden)."

Erinnerung kann sich bilden aus unmittelbarer Wahrnehmung, irrtümlicher Erkenntnis, Wortirrtum und Schlaf. Sie hören z. B. ein Wort. Dieses hat die Wirkung eines Steines, der in den See des *citta* geworfen wird: es verursacht eine kleine Welle, die wieder eine Reihe kleiner Wellen hervorruft, und das ist dann Erinnerung. So ist es auch im Schlaf. Wenn die besondere kleine Welle, Schlaf genannt, im *citta* kleine Erinnerungswellen entstehen läßt, nennen wir es Traum. Der Traum ist nur eine andere Gestalt der kleinen Welle, die im Wachzustande Erinnerung heißt.

Abhyāsa-vairāgyābhyāṃ tan-nirodhaḥ.

12. „Sie werden beherrscht durch Übung und Losgelöstheit."

Zur Losgelöstheit bedarf der Geist der Klarheit, Gesundheit und Vernunft. Und warum sollten wir üben? Weil alles Tun dem Vibrieren gleicht, das über die Seefläche hingeht. Die Schwingung erstirbt, aber die Eindrücke, die *saṃskāras* bleiben. Wenn viele solcher Eindrücke im Denkorgan haften bleiben, vereinigen sie sich und werden zur Gewohnheit. Man sagt von einer Gewohnheit, sie sei zur zweiten Natur geworden. Sie ist auch „erste" Natur und dem Menschen ganz zur Natur geworden; alles was wir sind, ist die Folge von Gewohnheiten. Das ist uns tröstlich, denn wenn es nur Gewohnheit ist, können wir es jederzeit annehmen, oder ablegen. Die *saṃskāras* bleiben von diesen, unser Denkorgan wieder verlassenden Schwingungen zurück, deren jede ihre Spur hinterläßt. Unser Charakter ist die Quintessenz dieser Spuren, und der Charakter erhält seine Färbung von der besonderen Welle, die jeweils vorherrscht. Wenn das Gute vorherrscht, wird man gut, wenn Schlechtigkeit, wird man schlecht, wenn Freudigkeit, wird man glücklich. Das einzige Mittel gegen eine schlechte Gewohnheit ist eine entgegengesetzte Gewohnheit; alle schlechten Gewohnheiten, die Eindrücke hinterließen, müssen von guten Gewohnheiten beherrscht werden. Tun Sie weiter Gutes und erfüllen Sie sich mit heiligen Gedanken; nur so können gemeine Eindrücke ausgelöscht werden. Erklären Sie nie einen Menschen für einen hoffnungslosen Fall, denn er ist nur Träger eines Charakters, ein Bündel Gewohnheiten, die von neuen und besseren beherrscht werden können. Charakter bildet sich durch wiederholte Gewohnheiten und auch nur diese können den Charakter neu bilden.

Tatra sthitau yatno 'bhyāsaḥ.

13. „Beständiges Ringen, sie (die *vṛttis*) vollkommen in Schranken zu halten, ist Übung."

Worin besteht diese Übung? In dem Versuch, das Denkorgan auf die Form des *citta* einzuschränken, um sein Ausgehen in Wellen zu verhindern.

Sa tu dīrgha-kāla-nairantarya-satkārāsevito dṛḍha-bhūmiḥ.

14. „Sie wird fest gegründet durch langwährende, ständige Bemühungen mit großer Liebe (für das zu erreichende Ziel)."

Zügelung wird nicht in einem Tage erreicht, sondern durch langwährende fortgesetzte Übung.

Dṛṣṭānuśravika-viṣaya-vitṛṣṇasya vaśīkāra-saṃjñā vairāgyam.

15. „Losgelöstheit wird denen zuteil, die dem Durst nach Sichtbarem oder Hörbarem entsagten und die Dinge zu beherrschen gewillt sind."

Die Triebkräfte unserer Handlungen sind: 1. Das von uns selber Geschaute; 2. die Erfahrung anderer. Diese beiden Kräfte rufen im Denkorgan verschiedenartige Wellen hervor. Entsagung ist die Macht, die diese Kräfte bekämpft und das Denkorgan in Schach hält. Was uns nottut ist, ihnen zu entsagen.

Ich gehe z. B. auf der Straße und jemand kommt und stiehlt meine Uhr. Dieses erfahre ich selber, ich selber sehe es, und mein *citta* wird dadurch sofort in eine Welle verwandelt, welche die Gestalt des Zornes annimmt. Lassen Sie das nicht zu. Wenn Sie es nicht hindern können, sind Sie nichts wert, doch wenn Sie es können, üben Sie *vairāgya*. Die Erfahrung der Weltlich-gesinnten lehrt dagegen, daß Sinnengenuß höchstes Ideal sein kann; dies sind ungeheure Versuchungen. Ihnen zu widerstehen und dem Denkorgan nicht zu erlauben, die Gestalt einer Welle ihretwegen anzunehmen, ist Entsagung. Die zweifachen Triebkräfte zu beherrschen, die aus der eigenen Erfahrung und der Erfahrung anderer erwachsen, und dadurch den *citta* davor zu bewahren, von ihnen beherrscht zu werden, ist *vairāgya*. Ich sollte sie beherrschen und nicht sie sollten mich beherrschen. Eine solche Geisteskraft wird Entsagung genannt. *Vairāgya* allein führt zur Freiheit.

Tat paraṃ puruṣa-khyāter guṇa-vaitṛṣṇyam.

16. „Das ist äußerste Losgelöstheit, die selbst die Qualitäten preisgibt und in der Erkenntnis (der wahren Natur) des *puruṣa* ihren Ursprung hat."

Dann offenbart *vairāgya* seine größte Macht, wenn es uns sogar von der Anziehungskraft der Qualitäten befreit. Wir müssen zunächst zu verstehen suchen, was der *puruṣa,* das Selbst, ist und was die Qualitäten sind. Der Philosophie des *yoga* zufolge ist die Natur aus drei Qualitäten oder Kräften gebildet, die *tamas, rajas* und *sattva* heißen. Diese drei Qualitäten offenbaren sich in der physikalischen Welt als Finsternis oder Trägheit, als Anziehung oder Abstoßung und als Gleichgewichtslage dieser zwei. Alles in der Natur, alle Manifestationen sind Verbindungen und immer neue Verbindungen dieser drei Kräfte. Die *sāṃkhyas* haben die Natur in verschiedene Kategorien eingeteilt. Das Selbst des Menschen steht aber höher als sie alle und höher als die Natur. Es ist voller Glanz, ist lauter und vollkommen. Alles, was uns in der Natur an Geist begegnet, ist nur Abglanz dieses Selbst in der Natur. Die Natur an sich ist ohne Empfindung. Bedenken Sie, daß der Begriff der Natur das Denkorgan mit umschließt. Das Denkorgan gehört der Natur an, und der Gedanke gehört der Natur an. Vom Gedanken abwärts bis zur gröbsten materiellen Gestalt, ist alles Natur und ihre Manifestation. Diese Natur hat das Selbst des Menschen verdeckt, und wenn sie die Decke fortzieht, kommt darunter das Selbst in seiner ganzen Herrlichkeit zum Vorschein. Die Losgelöstheit, wie sie im Aphorismus 15 beschrieben wird (als Beherrschung der Dinge oder der Natur), ist die größte Hilfe, um zur Offenbarung des Selbst zu gelangen. Der folgende Aphorismus erklärt *samādhi,* die vollkommene Konzentration, welche das Ziel des *yogin* ist.

Vitarka-vicārānandāsmitārūpānugamāt saṃprajñātaḥ.

17. „Die als wahre Erkenntnis bezeichnete Konzentration ist diejenige, die Urteilskraft, Unterscheidungsvermögen, Seligkeit und Aufhören des Ichwahnes zur Folge hat."

Es gibt zwei Arten von *samādhi.* Der eine heißt der *saṃprajñāta* und der andere der *asaṃprajñāta.* Im *saṃprajñāta-samādhi* erlangt man alle Kräfte der Naturbeherrschung, und es gibt von ihm vier verschiedene Arten. Die erste von diesen heißt *savitarka,* worin über einen einzigen Gegenstand immer wieder in der Weise meditiert wird, daß man ihn von andern Gegenständen sondert. Unter den von den *sāṃkhyas* aufgestellten 25 Kategorien gibt es zwei Arten von Meditationsobjekten: 1. die vierundzwanzig Kategorien der empfindungslosen Natur und 2. den einen empfindenden *puruṣa.* Dieser Teil des *yoga* basiert vollkommen auf der Philosophie des *sāṃkhya,* von der ich Ihnen schon erzählte. Wie Sie sich erinnern werden, haben Ichbewußtsein, Wille und Denkorgan eine gemeinsame Basis, das *citta* oder die Denksubstanz, aus der sie alle bestehen. Diese Denksubstanz zieht die Naturkräfte in sich ein und strahlt sie als Gedanken wieder aus. Ferner muß es etwas geben, in dem Kraft und Stoff eins sind. Dieses wird *avyakta* genannt und ist Natur im unmanifestierten Zustande vor der Schöpfung, zu dem das Naturganze am Ende eines Umlaufes wieder zurückkehrt, um nach einer bestimmten Periode erneut daraus hervorzugehen. Darüber steht der *puruṣa,* der Inbegriff des Erkenntnisvermögens. Wissen ist Macht, und sobald wir etwas wirklich kennen, haben wir Macht darüber. So gewinnt auch das Denkorgan Macht über die verschiedenen Elemente, wenn es über sie zu meditieren beginnt. Diese Meditationsweise, deren Objekte die äußeren groben Elemente sind, heißt *savitarka. Vitarka* bedeutet soviel wie ‚rationale Überlegung', *savitarka,* ‚mit rationaler Überlegung'. Ein Befragen der Elemente gleichsam, daß sie ihre Wahrheiten und ihre Kräfte dem Menschen, der über sie meditiert, ausliefern möchten. Die Gewinnung solcher Kräfte bringt aber keine Befreiung. Es ist ein irdisches Jagen nach Genuß, und dieses Leben kann keinen bieten; alles Jagen nach Genuß ist vergeblich, das ist die uralte Lektion, die zu lernen dem Menschen so schwer fällt. Wenn er sie lernte, würde er über das Weltall hinausgelangen und frei sein. Der Besitz sogenannter okkulter Kräfte stärkt nur die Welt noch, verstärkt das Leiden. Wenn auch *Patañjali* als Wissenschaftler verpflichtet ist, auf die in dieser Wissenschaft liegenden Möglichkeiten hinzuweisen, warnt er uns doch bei jeder Gelegenheit vor diesen okkulten Kräften *(siddhi).*

Bemüht man sich ferner in der gleichen Meditation, die Elemente unabhängig von Zeit und Raum zu betrachten, als das, was sie an und für sich sind, so wird dies ‚ohne rationale Überlegung' *(nirvitarka)* genannt. Erhebt sich die Meditation um ein weniges und nimmt die *tanmātras* zum Gegenstand, sie als zeit- und raumbedingt betrachtend, so wird dies ‚mit Unterscheidung' *(savicāra)* genannt; schaltet man aber in der gleichen Meditation Zeit und Raum aus, die subtilen Elemente als das betrachtend, was sie sind, so wird dies ‚ohne Unterscheidung' *(nirvicāra)* genannt. Der nächste Schritt besteht darin, daß man die Elemente, die groben wie die subtilen, fahren läßt und zum Objekt der Meditation das innere Organ, das Denkorgan, wählt. Wenn das Denkorgan als frei von den Qualitäten der Aktivität und der Trägheit betrachtet wird, nennt sich dies *ānanda*, der wonnevolle *samādhi*. Wenn das Denkorgan selber Objekt der Meditation ist, wenn diese zu großer Reife und Konzentration gelangt, wenn auf alle Vorstellungen von groben und subtilen Baustoffen verzichtet wird, wenn das Ich nur noch aus *sattva* besteht, doch von allen übrigen Dingen unterschieden, dann wird dies *asmitā-samādhi* genannt. Der Mensch, der dorthin gelangte, hat das erreicht, was die *vedas* ‚des Körpers beraubt' nennen. Er kann sich als befreit von seinem groben Körper betrachten, muß aber wissen, daß er noch mit einem subtilen Körper bekleidet ist. Diejenigen, die in diesem Zustande in die Natur eingehen, ohne das Ziel erreicht zu haben, werden *prakṛtilayas* genannt, diejenigen aber, die selbst da nicht haltmachen, erreichen das Ziel, die Freiheit.

Virāma-pratyayābhyāsa-pūrvaḥ saṃskāra-śeṣo 'nyaḥ.

18. „Es gibt einen anderen *samādhi,* der durch ständiges Üben des Aufhörens aller geistigen Tätigkeit erreicht wird, und in welchem das *citta* nur die unmanifestierten Eindrücke zurückbehält."

Dies ist der völlig über-bewußte *asamprajñāta-samādhi,* der Zustand, der uns die Freiheit schenkt. Der erstgenannte Zustand macht uns nicht frei, befreit die Seele nicht, denn es kann jemand alle okkulten Kräfte erlangen und doch wieder zurücksinken. Davor bewahrt einen nichts, solange nicht die Seele über die Natur hinausgeht. Darüber hinauszugelangen ist aber sehr schwer, wenn auch die Methode leicht scheint. Sie besteht darin, daß man über das Denkorgan selber meditiert, jeden Gedanken, sowie er aufsteigt, sofort niederkämpft und das Denkorgan dadurch, daß man jedem Gedanken den Eingang verwehrt, zum völligen Vakuum macht. Wenn uns dies wirklich gelingt, werden wir in dem gleichen Augenblick frei sein. Wollten aber Menschen ohne jede Übung und Vorbereitung versuchen, ihr Denkorgan zu leeren, so würden sie wahrscheinlich nichts anderes damit erreichen als sich mit dem Stoff des Nichtwissens *(tamas)* zu umhüllen, der das Denkorgan dumpf werden und sie glauben läßt, sie hätten es seiner Inhalte entleert. Dies zu können, bedeutet Offenbarung größter Kraft und höchster Beherrschung. Wenn dieser Zustand des Überbewußten *(asaṃprajñāta)* erreicht ist, wird der *samādhi* samenlos. Was ist damit gemeint? In der Konzentration, in der noch Bewußtsein vorhanden ist, in der es dem Denkorgan nur gelingt, die Wellen im *citta* zu unterdrücken, sie niederzuhalten, bleiben die Wellen in der Form von Tendenzen zurück. Diese Tendenzen oder Samenkörner werden im gegebenen Augenblick wieder zu Wellen. Haben Sie aber alle diese Tendenzen, ja, das Denkorgan selbst, nahezu zerstört, so wird der *samādhi* samenlos; im Denkorgan befinden sich keine Samenkörner mehr, aus denen immer neu diese Lebenspflanze, dieser ewige Kreislauf von Geburt und Tod gebildet werden könnte.

Sie werden vielleicht fragen, was für ein Zustand das wäre, in dem es kein Denkorgan, keine Erkenntnis mehr gäbe. Was wir Erkenntnis nennen, ist ein Zustand viel geringeren Wertes als derjenige, der jenseits der Erkenntnis liegt. Sie müssen bedenken, daß die Gegensätze sich oft sehr ähneln. Wenn ein sehr niedriger Schwingungsgrad des Äthers als Dunkelheit, und ein mittlerer als Licht wahrgenommen wird, dann wird ein sehr hoher Schwingungsgrad wieder Dunkelheit sein. In gleicher Weise ist Nichtwissen der niedrigste Grad, Erkenntnis der mittlere, und der Zustand jenseits der Erkenntnis der höchste Grad, wobei die Gegensätze sich zu gleichen scheinen. Die Erkenntnis selber ist ein Zusammengesetztes, eine Verbindung, und es wohnt ihr keine Realität inne.

Welches ist das Ergebnis der ständigen Übung in dieser höheren Konzentration? Alle früheren Tendenzen der Rastlosigkeit und Dumpfheit werden ebenso wie die guten Tendenzen zerstört werden. Es verhält sich damit ähnlich wie mit den Chemikalien, die dazu benutzt werden, das Gold von Schmutz und Beimengungen zu befreien. Wenn das Gold eingeschmolzen ist, verbrennt die Schlacke zusammen mit den Chemikalien. So wird diese ständige Kraft der Beherrschung den früheren schlechten Tendenzen ein Ende bereiten und mit der Zeit auch den guten. Diese schlechten und guten Tendenzen werden sich gegenseitig unterdrücken, so daß allein die Seele in ihrer ganzen Herrlichkeit zurückbleibt, ungefesselt von Gutem oder Schlechtem, die allgegenwärtige, allmächtige und allwissende. Dann wird der Mensch wissen, daß er weder geboren wurde noch starb, noch des Himmels oder der Erde bedurfte. Er wird wissen, daß er weder kam noch ging, daß die Natur es war, die sich bewegte und diese Bewegung sich in der Seele spiegelte. Was sich bewegt, ist die von dem Spiegel auf die Wand projizierte Lichtgestalt, und die Wand glaubt törichterweise, sie selbst bewege sich. So ergeht es uns allen; es ist das *citta*, das sich ständig bewegt und verschiedene Gestalten annimmt, und wir identifizieren uns mit ihnen. Dieser ganze Irrtum wird schwinden. Wenn die befreite Seele befehlen wird — nicht bitten oder betteln, sondern befehlen — dann wird alles, was sie wünscht, sofort erfüllt werden; alles, was sie möchte, wird sie tun können. Der Philosophie des *sāṃkhya* zufolge gibt es keinen Gott; sie behauptet, es könne keinen Gott dieses Weltalls geben, weil er im Falle seiner Existenz eine Seele sein und eine solche entweder frei oder gebunden sein müsse. Wie könnte aber die durch die Natur gebundene oder von ihr beherrschte Seele zugleich Schöpfer sein? Sie ist ja selber versklavt. Warum sollte andrerseits die Seele, wenn sie frei ist, alles dieses erschaffen und lenken? Sie ist wunschlos und kann daher kein Verlangen nach Schöpfertum tragen. Zweitens hält die Philosophie des *sāṃkhya* einen Gottesbegriff für überflüssig, da die Natur ja alles erkläre. Wozu dann einen Gott? Dagegen lehrt *Kapila* das Vorhandensein vieler Seelen, die, obwohl der Vollkommenheit nahe, sie verfehlten, weil sie nicht auf alle okkulten Kräfte völlig verzichten konnten. Sie gehen für einige Zeit in die Natur ein, um als deren Herrscher wieder emporzusteigen. Solche Götter gibt es, und wir alle werden zu solchen Göttern werden. Den *sāṃkhyas* zufolge ist mit dem in den *vedas* erwähnten Gott in Wirklichkeit eine dieser freien Seelen gemeint. Außer ihnen gibt es keinen ewig-freien und heiligen Gott und Schöpfer der Welt. Andrerseits sagen die *yogins:* „Nicht so, es gibt einen Gott, es gibt eine Seele, die von allen anderen Seelen gesondert ist, und Er ist der ewige Herr alles Erschaffenen, der Ewig-Freie, der Lehrer aller Lehrer.“ Die *yogins* geben zu, daß es auch jene gibt, die von den *sāṃkhyas* ‚die in die Natur Eingegangenen' genannt werden. Das sind *yogins*, die zwar das Ziel der Vollkommenheit verfehlten, aber, wenn sie auch eine Zeitlang davon ausgeschlossen wurden, Herrscher eines Teiles des Weltalls bleiben.

Bhava-pratyayo videha-prakṛtilayānām.

19. „(Dieser *samādhi*, wenn ihm nicht äußerste Losgelöstheit folgt), wird zur Ursache der Wiederverkörperung der Götter und jener, die in die Natur eingehen."

In den indischen philosophischen Systemen sind die Götter Verwalter gewisser hoher Ämter, die nacheinander von verschiedenen Seelen bekleidet werden. Doch ist keine derselben vollkommen.

Śraddhā-vīrya-smṛti-samādhi-prajñā-pūrvaka itareṣām.

20. „Andere erlangen (diesen *samādhi*) durch Glauben, Tatkraft, Erinnerung, Konzentration und Unterscheidung des Wirklichen vom Unwirklichen."

Das sind jene, die kein Verlangen nach der Stellung von Göttern oder selbst von Herrschern von Zyklen tragen. Sie gelangen zur Freiheit.

Tīvra-saṃvegānām āsannaḥ.

21. „Die ihre äußerste Kraft einsetzen, sind schnell erfolgreich."

Mṛdu-madhyādhimātratvāt tato 'pi viśeṣaḥ.

22. „Der Erfolg der *yogins* ist verschieden, je nachdem die von ihnen angewandten Mittel milde, mittelstark, oder stark sind."

Īśvara-praṇidhānād vā.

23. „Oder (wird *samādhi* erlangt) durch Hingabe an *īśvara*."

Kleśa-karma-vipākāśayair aparāmṛṣṭaḥ puruṣa-viśeṣa īśvaraḥ.

24. „*Īśvara* (der Höchste Herrscher) ist ein besonderer *puruṣa*, unberührt von Leid, Taten, deren Wirkungen, und von Wünschen."

Wir müssen uns daran erinnern, daß der *yoga* des *Patañjali* sich auf die Philosophie des *sāṃkhya* gründet und nur in dieser kein Raum für Gott ist, während er bei den *yogins* eine Stätte hat. Sie geben aber nicht vielen Gedanken über Gott in seiner Eigenschaft als Schöpfer Ausdruck. Mit dem *īśvara* der *yogins* ist nicht Gott als Weltenschöpfer gemeint. Den *vedas* zufolge ist *īśvara* der Schöpfer der Welt, die, weil Harmonie in ihr herrscht, Manifestation eines einzigen Willens sein muß. Die *yogins* möchten einen Gott einsetzen, aber sie gelangen zu ihm auf ihre besondere Weise. Sie sagen:

Tatra niratiśayaṃ sarvajña-bījam.

25. „In Ihm wird jene Allwissenheit unendlich, die in anderen (nur) Keim ist."

Das Denkorgan muß sich immer zwischen zwei Extremen hin und her bewegen. Sie können an begrenzten Raum denken, aber gerade mit diesem Gedanken ist der des unbegrenzten Raumes verbunden. Schließen Sie die Augen und denken Sie an eine kleine Fläche; in dem gleichen Augenblick, in dem Sie den kleinen Kreis wahrnehmen, sehen Sie ihn von einem Kreise unbegrenzten Ausmaßes umgeben. So verhält es sich auch mit der Zeit. Suchen Sie sich eine Sekunde vorzustellen, und Sie werden — im gleichen Wahrnehmungsvollzug — an die Unbegrenztheit der Zeit denken müssen. So ist es auch mit der Erkenntnis. Sie ist im Menschen nur keimhaft vorhanden, aber Sie werden an unendliche Erkenntnis denken müssen, die sie umschließt, so daß schon die Beschaffenheit unseres Denkorgans uns beweist, daß es unbegrenzte Erkenntnis gibt; und diese unbegrenzte Erkenntnis nennen die *yogins* Gott.

Sa pūrveṣām api guruḥ kālenānavacchedāt.

26. „Er war Lehrer sogar der Lehrer der Vorzeit, da Er durch Zeit nicht begrenzt ist."

Es ist wahr, daß alle Erkenntnis in uns selber beschlossen ist, nur muß sie durch eine andere Erkenntnis geweckt werden. Leblose, fühllose Materie kann niemals Erkenntnis wecken; es ist der Erkenntnisakt, der Erkenntnis zur Entwicklung bringt. Wissende Menschen müssen uns zur Seite stehen, um das hervorzulocken, was in uns ist, weshalb diese Lehrer stets notwendig waren. Es hat sie immer in der Welt gegeben, und ohne sie ist keine Erkenntnis möglich. Gott ist der Lehrmeister aller Lehrer, denn sie alle, mögen sie auch noch so groß gewesen sein — Götter oder Engel — waren zeitlich gebunden und begrenzt, während Gott es nicht ist. Zwei Arten von Schlußfolgerungen sind den *yogins* eigentümlich: einmal diese, daß das Denkorgan, wenn es das Begrenzte denkt, das Unbegrenzte mitdenken muß und daß, wenn ein Teil der Wahrnehmung richtig ist, der andere es ebenfalls sein muß, weil beide Teile als Wahrnehmungen des Denkorgans gleichwertig sind. Die Tatsache, daß der Mensch einiger Erkenntnis fähig ist, beweist uns, daß Gott unbegrenzte Erkenntnis besitzt. Wenn ich das eine glauben soll, warum nicht auch das andere? Die Vernunft zwingt mich, beides anzunehmen, oder beides zu verwerfen. Wenn ich glaube, daß es einen Menschen gibt, der einiger Erkenntnis fähig ist, dann muß ich auch zugeben, daß jemand mit unbegrenzter Erkenntnis hinter ihm steht. Die zweite Schlußfolgerung ist die, daß keine Erkenntnis ohne einen Lehrer möglich ist. Es stimmt, was die modernen Philosophen behaupten, daß etwas im Menschen ist, das sich aus ihm heraus entwickelt. Der Mensch hat in sich alle Erkenntnis, und nur die richtige Umgebung ist notwendig, um sie hervorzulocken. Ohne Lehrer können wir zu keiner Erkenntnis gelangen, aber sind es Menschen, Götter oder Engel, so haben sie alle ihre Grenzen. Wer war vor ihnen allen der Lehrer? Die letzte Folgerung muß die Annahme eines Lehrers sein, der nicht zeitlich begrenzt ist, und dieser eine Lehrer, der unendliche Erkenntnis ohne Anfang und Ende besitzt, wird Gott genannt.

Tasya vācakaḥ praṇavaḥ.

27. „Das Ihn offenbarende Wort ist *oṃ.*"

Jeder Ihrer Gedanken hat seine Entsprechung im Wort; Gedanke und Wort sind untrennbar. Wort und Gedanke verhalten sich zueinander wie die Außenseite und das Innere des gleichen Gegenstandes, und dieses Innere nennen wir Gedanke. Niemand kann durch Analyse den Gedanken vom Wort trennen. Die Vorstellung, als hätten Menschen die Sprache geschaffen — bestimmte Menschen, die sich zusammen hingesetzt und Entscheidungen über Wörter getroffen hätten — hat sich als ein Irrtum erwiesen. Seit es Menschen gab, hat es Wörter und eine Sprache gegeben. Welche Beziehung besteht nun zwischen einem Gedanken und einem Wort? Es ist klar, daß immer ein Wort zu einem Gedanken gehören muß, aber es braucht nicht unbedingt das gleiche Wort zu sein. Ein Gedanke kann in zwanzig verschiedenen Ländern der gleiche sein, und doch sind die Wörter, die ihn ausdrücken, verschieden. Wir brauchen jedesmal ein Wort, um einen Gedanken auszudrücken, aber diese Wörter brauchen nicht den gleichen Klang zu haben. Er wird in jedem Lande ein anderer sein. Unser Kommentator sagt: „Wenn auch die Beziehung zwischen dem Gedanken und dem Wort eine durchaus natürliche ist, bedeutet sie doch nicht die starre Verbindung eines bestimmten Lautes mit einer bestimmten Idee." Diese Laute wandeln sich, und doch ist die Beziehung zwischen den Lauten und den Gedanken eine natürliche. Die Verbindung des Gedankens mit dem Laut ist nur dann eine glückliche, wenn eine wirkliche Beziehung zwischen dem bezeichneten Gegenstande und dem Symbol besteht; sonst wird das Symbol nie zu allgemeiner Geltung gelangen. Das Symbol ist Offenbarer des bezeichneten Gegenstandes, und wenn es diesen Gegenstand gibt und wir aus Erfahrung wissen, daß dieses Symbol oft Ausdruck dieses Gegenstandes war, können wir sicher sein, daß eine wirkliche Beziehung zwischen ihnen besteht. Auch wenn die Gegenstände nicht gegenwärtig sind, werden doch Tausende auf Grund ihrer Symbole davon wissen. Es muß nur eine natürliche Beziehung zwischen dem Symbol und dem bezeichneten Gegenstande bestehen. Wenn dann das Symbol genannt wird, weckt es die Erinnerung an den bezeichneten Gegenstand. Der Kommentator sagt, das Gott offenbarende Wort sei *oṃ*, Warum legt er solches Gewicht auf dieses Wort? Es gibt Hunderte von Wörtern für Gott. Ein einziger Gedanke ist mit tausend Wörtern, die Vorstellung Gott mit Hunderten von Wörtern verknüpft, und jedes dieser Wörter steht als ein Symbol für Gott. Gut. Doch es muß etwas geben, das alle diese Wörter in sich eint, irgendein Substrat, irgendeine gemeinsame Basis aller dieser Symbole, und das einfachste Symbol wird das beste sein und alle übrigen vertreten. Zur Bildung eines Lautes benutzen wir den Kehlkopf und als Resonanzboden den Gaumen. Gibt es nun einen Laut, der sich in allen übrigen Lauten offenbart und der allernatürlichste ist? *Oṃ (aum)* ist ein solcher Laut, die Grundlage aller Laute. Der erste Buchstabe A ist der Wurzellaut, der Grundton, der zum Tönen gebracht wird, ohne daß wir die Zunge oder den Gaumen berühren; M, als der letzte Laut, wird mit geschlossenen Lippen gebildet, und das U tönt von jener Wurzel aus bis an das Ende des Resonanzbodens, des Mundes. So gelangt im *oṃ* das gesamte Phänomen der Lautbildung zur Darstellung. Dadurch wird es zum natürlichen Symbol, zur Mutter aller übrigen Laute. Es steht für alle Wörter, die gebildet werden können, und für ihre Möglichkeiten. Außer in diesen Spekulationen, sehen wir das Wort *oṃ* im Mittelpunkt der verschiedenen religiösen Vorstellungen Indiens stehen; die mannigfaltigen religiösen Vorstellungen der *vedas* haben sich um dieses Wort gesammelt. Was geht das nun Amerika oder England, oder sonst ein Land an? Einfach dies, daß das Wort auf jeder Stufe religiösen Wachstums in Indien beibehalten wurde und dazu diente, die Bedeutung der verschiedenen Vorstellungen von Gott in sich zu sammeln. Monisten, Dualisten, Mono-Dualisten, Separatisten und selbst Atheisten griffen dieses *oṃ* auf. *Oṃ* wurde das eine Symbol für die religiöse Sehnsucht des größten Teiles der Menschheit. Die Anwendbarkeit des Wortes Gott ist begrenzt, denn wenn Sie mehr ausdrücken wollen, müssen Sie Eigenschaftswörter beifügen, um daraus einen persönlichen, unpersönlichen, oder absoluten Gott zu machen. So ist es in allen Ländern mit den Wörtern für Gott: ihre Bedeutung reicht nicht sehr weit. Dieses Wort *oṃ* aber vereinigt in sich all die verschiedenen Bedeutungen. Darum sollte es von allen angenommen werden.

Taj-japas tad-artha-bhāvanam.

28. „Die Wiederholung dieses *(oṃ)* und das Meditieren seiner Bedeutung (ist der Weg)."

Wozu ist Wiederholung notwendig? Wir wollen uns der Theorie der *saṃskāras* erinnern, wonach die Gesamtheit der Eindrücke in der Denksubstanz lebendig bleibt. Sie werden darin mehr und mehr latent, verbleiben aber dort, um wieder hervorzukommen, wenn sie den richtigen Antrieb erhalten. Molekularbewegung hört niemals auf. Wenn dieses Weltall vergeht, hören die Schwingungen der großen Massen auf — Sonne, Mond, Sterne und Erde werden eingeschmolzen — es bleiben aber die

Schwingungen in den Atomen. Jedes Atom übt die gleiche Funktion wie die großen Welten aus. Ebenso setzen sich, wenn die Schwingungen des *citta* aufhören, seine Molekularbewegungen fort, und wenn sie den Antrieb erhalten, treten sie von neuem hervor. Jetzt werden wir verstehen, was mit Wiederholung gemeint ist. Sie ist der stärkste Antrieb, der den *saṃskāras* der Denksubstanz gegeben werden kann. „Ein Augenblick in Gesellschaft der Heiligen baut ein Schiff, auf dem wir dieses Meer des Lebens überqueren." Daher wird die Wiederholung des Wortes *oṃ*, zusammen mit dem Meditieren seiner Bedeutung, eine ebenso gute Wirkung auf Sie ausüben. Forschen und meditieren Sie, und meditieren Sie, nachdem Sie geforscht haben. Dann wird Ihnen Erleuchtung zuteil werden und das Selbst sich Ihnen offenbaren.

Doch man muß über das *oṃ* und seine Bedeutung nachdenken. Meiden Sie schlechte Gesellschaft, denn Sie tragen in sich die Narben alter Wunden, und gerade schlechte Gesellschaft wird sie wieder aufbrechen lassen. Ebenso soll, wie es heißt, gute Gesellschaft die in uns latent gewordenen günstigen Eindrücke wieder ans Licht bringen. Nichts läutert so sehr wie die Pflege guten Umgangs, denn durch ihn werden die günstigen Eindrücke an die Oberfläche drängen.

Tataḥ pratyak-cetanādhigamo 'py antarāyābhāvaś ca.

29. „Dadurch wird (die Erkenntnis der) Innenschau gewonnen und die Zerstörung von Hindernissen erreicht."

Als erste Wirkung der Wiederholung und des Überdenkens des *oṃ* wird die Kraft der Innenschau immer stärker wirksam werden; alle seelischen und körperlichen Hemmnisse werden zu schwinden beginnen. Was aber ist dem *yogin* ein Hemmnis?

Vyādhi - styāna - saṃśaya - pramādālasyāvirati - bhrānti - darśanālabdhabhūmikatvānavasthitatvāni citta - vikṣepās te 'ntarāyāḥ.

30. „Krankheit, geistige Trägheit, Zweifelsucht, Mangel an Begeisterungsfähigkeit, Stumpfheit, Haften am Sinnengenuß, falsche Begriffsbildung, Unvermögen, sich zu konzentrieren und nach erreichter Konzentration Abgleiten davon, sind die hemmenden Ablenkungen."

Krankheit. Unser Körper ist das Boot, das uns über das Meer des Lebens an das andere Ufer tragen soll. Man muß daher auf ihn achten. Kränkliche Menschen können keine *yogins* sein. *Geistige Trägheit* nimmt uns das lebendige Interesse am Gegenstand, ohne das weder der Wille, noch die Kraft zum Üben vorhanden sind. *Zweifel* an dem Wahrheitsgehalt der Wissenschaft werden aufsteigen, wie stark auch die verstandesmäßige Überzeugung sein möge, bis gewisse seltsame psychische Erfahrungen, wie Fernsehen, Fernhören, usw. einem zuteil werden. Diese Lichtblicke geben dem Geist neue Kraft und veranlassen den Schüler, auszuharren. *Abgleiten von erreichter Konzentration.* Nach einigen Tagen oder Wochen der Übung wird das Denkorgan ruhig und Konzentration leicht möglich sein, so daß Sie schnell vorwärtskommen. Ganz plötzlich werden eines Tages diese Fortschritte aufhören, und Sie werden sich wie gestrandet vorkommen. Bleiben Sie beharrlich. Jeder Fortschritt vollzieht sich in solchem Auf und Ab.

Duḥkha - daurmanasyāṅgamejayatva - śvāsa-praśvāsā vikṣepa-sahabhuvaḥ.

31. „Kummer, seelische Not. Gliederzittern, ungleichmäßiges Atmen sind Begleiterscheinungen des Unvermögens, an der Konzentration festzuhalten."

Sooft Konzentration geübt wird, werden dadurch Geist und Körper völlig zur Ruhe kommen. Diese Störungen treten dann auf, wenn die Übung falsch geleitet, oder nicht genügend beherrscht wurde. Wiederholung des *oṃ* und Hingabe an den Herrn werden den Geist stärken und ihm neue Kräfte zuführen. Das nervöse Zittern wird fast jeder an sich erfahren. Beachten Sie es nicht weiter, sondern fahren Sie mit den Übungen fort. Das Üben wird es heilen und Ihnen zu einer festen Sitzhaltung verhelfen.

Tat-pratiṣedhārtham eka-tattvābhyāsaḥ.

32. „Dem zu steuern, ist die auf einen einzigen Gegenstand gerichtete Konzentration zu üben."

Könnte man das Denkorgan veranlassen, sich eine Zeitlang auf einen einzigen Gegenstand zu richten, so würde das Hemmnis dadurch beseitigt werden. Das ist ein allgemeiner Rat. In den folgenden Aphorismen wird er erweitert und im einzelnen erklärt werden. Da eine einzige Übung sich nicht für jedermann eignen kann, werden verschiedene Methoden gezeigt werden, und ein jeder wird dann auf Grund seiner praktischen Erfahrungen herausfinden, welche ihm am besten hilft.

Maitrī-karuṇā-muditopekṣāṇāṃ sukha-duḥkha-puṇyāpuṇyaviṣayāṇāṃ bhāvanātaś citta-prasādanam.

33. „Freundschaft, Barmherzigkeit, Freude und Gleichgültigkeit besänftigen das *citta*, wenn sie im Hinblick auf Gegenstände betrachtet werden, die glücklich, unglücklich, gut, beziehungsweise schlecht sind."

Diese vierfache Geisteshaltung müssen wir uns

zu eigen machen. Wir müssen Freundschaft für alle empfinden, wir müssen den Unglücklichen gegenüber barmherzig sein, mit den glücklichen Menschen glücklich und gleichgültig gegenüber den schlechten. So mit allen Gegenständen, die sich uns darbieten. Wenn es etwas Gutes ist, müssen wir ihm freundlich gesinnt sein; wenn der Gegenstand unseres Denkens unglücklich ist, müssen wir ihm Barmherzigkeit erweisen; wenn er gut ist, müssen wir uns freuen, wenn er schlecht ist, gleichgültig sein. Diese Verhaltungsweisen den verschiedenen Gegenständen gegenüber, werden das Denkorgan besänftigen. Die meisten unserer Schwierigkeiten im täglichen Leben kommen daher, daß wir außerstande sind, unserem Denkorgan diese Richtung zu geben. Wenn z. B. ein Mensch uns Böses zufügt, möchten wir sofort mit Bösem darauf reagieren, und jede solche Reaktion ist ein Beweis dafür, daß wir nicht imstande sind, das *citta* niederzuhalten, das Wellen schlägt und sie dem Gegenstand entgegenschickt. Wir aber vergeuden dadurch unsere Kraft. Jede Reaktion, die in Gestalt von Haß oder im Bösen erfolgt, bedeutet einen entsprechenden Verlust für das Denkorgan; wenn gezügelt, werden dagegen alle bösen Gedanken, alle Taten des Hasses, oder sonst irgendwelche reaktiven Gedanken, eine uns günstige Richtung erhalten. Durch solche Beherrschung unserer selbst erleiden wir keinen Verlust, gewinnen wir im Gegenteil unendlich viel mehr als wir vermuten. Jedesmal wenn wir ein Gefühl des Hasses oder Ärgers unterdrücken, werden ebensoviele gute Kräfte zu unseren Gunsten angesammelt, und dieser Kräftevorrat wird in die höheren Kräfte verwandelt werden.

Pracchardana-vidhāraṇābhyāṃ vā prāṇasya.

34. „(Das geschieht) durch Ausstoßen und Einbehalten des Atems."

Das dafür gebräuchliche Wort ist *prāṇa. Prāṇa* ist nicht eigentlich Atem. Es ist die Bezeichnung für die im Weltall vorhandene Kraft. Was auch immer Sie im Weltall erblicken, das sich regt, wirkt und Leben hat, ist die Manifestation dieses *prāṇa.* Die Summe der im Weltall entfalteten Kräfte wird *prāṇa* genannt. Bevor ein Weltenzyklus beginnt, befindet sich dieser *prāṇa* im Zustande fast völliger Ruhe, und erst mit dem Beginn des Zyklus beginnt er, sich zu manifestieren. Es ist dieser *prāṇa,* der sich als Bewegung manifestiert, als die nervöse Bewegung in Mensch und Tier, und der gleiche *prāṇa* manifestiert sich als Gedanke, und so fort. Das ganze Weltall besteht aus einer Verbindung von *prāṇa* und *ākāśa,* wie auch der menschliche Körper. Durch den *ākāśa* empfangen wir die verschiedenen Baustoffe, die uns befähigen, zu fühlen und zu sehen, und durch den *prāṇa* die anderen vielfältigen Kräfte. Dieses Ausstoßen und Einbehalten des *prāṇa* wird nun *prāṇāyāma* genannt. *Patañjali,* der Vater der Philosophie des *yoga,* gibt für den *prāṇāyāma* nicht allzuviele Sondervorschriften, doch später entdeckten andere *yogins* mehr über diesen *prāṇāyāma* und bauten es zu einer Wissenschaft aus. Für *Patañjali* ist er einer der vielen Wege, den er aber nicht besonders hervorhebt. Er meint, man solle einfach die Luft ausstoßen und einziehen, und sie eine Weile einbehalten, weiter nichts, und dadurch werde das Denkorgan etwas ruhiger werden. Daraus entwickelte sich aber später, wie Sie sehen werden, eine besondere Wissenschaft, *prāṇāyāma* genannt. Wir werden etwas von dem kennenlernen, was diese späteren *yogins* darüber zu sagen haben. Einiges davon erzählte ich Ihnen schon, aber eine kleine Wiederholung wird es in Ihnen befestigen. Erstens dürfen Sie nie vergessen, daß *prāṇa* nicht Atem ist, Er ist das die Atembewegung Bewirkende, die Lebenskraft des Atems. Ferner wird das Wort *prāṇa* für alle Sinne gebraucht; sie alle heißen *prāṇa*, auch das Denkorgan wird *prāṇa* genannt, so daß uns klar wird, daß *prāṇa* soviel wie Kraft ist. Und doch können wir ihn nicht so nennen, weil Kraft nur seine Manifestation darstellt. Er ist das, was sich als Kraft, und alles sonst Existierende, durch Bewegung manifestiert. Das *citta*, die Denksubstanz, ist die Maschine, die das *prāṇa* ringsherum einzieht und aus ihm die verschiedenen Lebenskräfte — jene, die den Körper erhalten — sowie das Denkvermögen, den Willen und alle übrigen Kräfte bildet. Durch die vorhin erwähnte Atemführung können wir die verschiedenen Bewegungen innerhalb unseres Körpers, wie auch die Nervenstränge, die ihn durchziehen, in unsere Gewalt bekommen. Zuerst werden wir ihrer allmählich gewahr, bis wir sie schließlich beherrschen lernen. Nun glauben diese späteren *yogins*, daß drei Ströme dieses *prāṇa* den menschlichen Körper durchziehen. Einen dieser Ströme nennen sie *iḍā*, einen anderen *piṅgalā* und den dritten *suṣumṇā*. Die *piṅgalā* verläuft nach ihnen auf der rechten Seite des Rückgrates und die *iḍā* auf der linken, während sich die *suṣumṇā*, ein leerer Kanal, in der Mitte des Rückgrates befindet. Ihrer Meinung nach sind die *iḍā* und die *piṅgalā* die Ströme, die in jedem Menschen wirksam sind und mittels derer er alle Lebensfunktionen verrichtet. Die *suṣumṇā* ist als Anlage ebenfalls in allen vorhanden, doch nur im *yogin* ist sie in Tätigkeit. Sie müssen bedenken, daß der *yoga* den Körper umgestaltet. Im weiteren Verlauf der Übungen verändert sich Ihr Körper und wird nicht mehr der sein, den Sie vor den Übungen besaßen. Das ist ohne weiteres einleuchtend und findet seine Erklärung darin, daß jeder neue Gedanke gleichsam einen neuen Kanal durch das Gehirn graben muß, was den ungeheuren Konservatismus der menschlichen Natur verständlich macht. Sie liebt es, sich in ausgefahrenen Geleisen zu bewegen, weil das am leichtesten ist. Wenn wir uns z. B. das Denkorgan als Nadel vorstellen und die Hirnsubstanz als weiche Masse unter dieser Nadel, dann würde jeder unserer Gedanken gleichsam im Gehirn eine Straße ziehen, die sich wieder schließen würde, wenn nicht die graue Masse da wäre und eine Verkleidung bildete, um sie gesondert zu halten. Ohne die graue Masse würde es keine Erinnerung geben, weil Erinnerung soviel wie das Begehen dieser alten Straßen bedeutet, auf denen sie einem Gedanken gleichsam nachgeht. Nun werden Sie vielleicht bemerkt haben, daß wenn man in einem Vortrag Gedanken äußert und in immer neue Verbindung bringt, die allen geläufig sind, es leicht ist, ihnen zu folgen, weil diese Kanäle in jedes Menschen Hirn eingegraben sind und man sie nur zu verfolgen braucht. Sowie aber ein neues Thema auftaucht, müssen neue Kanäle gegraben werden, so daß das Gesagte nicht gleich verstanden wird. Deshalb weigert sich unbewußt das Gehirn (es ist das Gehirn und nicht das Publikum), neue Gedanken aufzunehmen. Es widersetzt sich dem. Der *prāṇa* versucht, neue Kanäle zu graben, und das Gehirn will es nicht erlauben. Hierin liegt das Geheimnis des Konservatismus. Je weniger Kanäle im Gehirn vorhanden waren, und je weniger solcher Furchen die Nadel des *prāṇa* darin gezogen hat, desto konservativer wird das Gehirn sein, desto heftiger wird es sich gegen neue Ideen wehren. Je gedankenreicher ein Mensch ist, desto komplizierter wird das Straßennetz in seinem Gehirn sein, und desto bereitwilliger wird er sich neuen Ideen zuwenden und sie erfassen. Das gilt für jeden neuen Gedanken; wir geben dem Gehirn neue Eindrücke, ziehen neue Kanäle durch die Hirnsubstanz, und das ist der Grund, weshalb wir bei den Übungen des *yoga* (da der *yoga* ein Gefüge völlig neuer Gedanken und Antriebe darstellt) anfangs sovielen physischen Widerständen begegnen. Das erklärt uns auch, weshalb der Teil der Religion, der sich mit dem welt-zugewandten Wesen befaßt, so weitgehend anerkannt wird, während der andere Teil, Philosophie oder Psychologie, die das innere Wesen des Menschen betreffen, so häufig vernachlässigt wird. Wir müssen uns erinnern, wie die Erklärung für diese unsere Welt lautet: daß sie nur die Spiegelung des Unendlichen Seins auf der Ebene des Bewußtseins ist. Ein kleiner Teil des Unendlichen spiegelt sich im Bewußtsein, und wir nennen es unsere Welt. So gibt es denn jenseits ihrer ein Unendliches, und die Religion muß sich mit beiden befassen: mit dem Klümpchen, das wir unsere Welt nennen, und mit dem Unendlichen jenseits ihrer. Jede Religion, die sich nur mit einem von beiden befassen wollte, würde unzulänglich sein. Jener Teil der Religion, der das Unendliche zum Gegenstand hat, das in die Ebene des Bewußtseins eintrat — sich gleichsam darin verfing und in den Käfig von Zeit, Raum und Kausalität geriet — ist uns wohlvertraut, weil wir mitten darin stehen und sozusagen seit undenklichen Zeiten über diese Welt nachgedacht haben. Der Teil der Religion aber, der sich mit dem Unendlichen jenseits dieser Welt befaßt, ist uns völlig fremd, und während wir eine Vorstellung davon gewinnen, entstehen neue Kanäle im Gehirn, die Störungen im Organismus hervorrufen. Deshalb werden Sie bemerken, daß der Durchschnittsmensch durch die

Übungen des *yoga* zunächst aus den Fugen gerät. Um diese Störungen auf ein Mindestmaß zu beschränken, hat *Patañjali* all diese Methoden erdacht, um uns die Möglichkeit zu geben, die uns gemäßeste zum Üben auszuwählen.

Viṣayavatī vā pravṛttir utpannā manasaḥ sthiti-nibandhanī.

35. „Jene Formen der Konzentration, die außerordentliche Sinneswahrnehmungen hervorrufen, bewirken Beharrlichkeit des Denkorgans."

Diese erwächst ganz natürlich aus der Konzentration *(dhāraṇā)*. Dem *yogin* zufolge werden durch die Konzentration des Denkorgans auf die Nasenspitze nach einigen Tagen wundervolle Wohlgerüche wahrgenommen, durch Konzentration auf die Zungenwurzel Klänge vernommen, durch Konzentration auf die Zungenspitze wundervolle Geschmacksempfindungen spürbar, und durch Konzentration der Gedanken auf die Zungenmitte das Gefühl gewonnen, daß man mit etwas in Berührung komme. Konzentriert der Übende seine Gedanken auf den Gaumen, so erblickt es seltsame Dinge. Will aber jemand, dessen Denkorgan unruhig ist, einige dieser Übungen des *yoga* ausführen, ohne Zutrauen zu ihnen zu haben, so werden seine Zweifel schwinden, wenn er nach einiger Zeit des Übens diese Wirkungen an sich selber erfährt, und er wird Ausdauer zeigen.

Viśokā vā jyotiṣmatī.

36. „Oder (man meditiere über) das Strahlende Licht jenseits allen Leides."

Dies ist eine andere Art der Konzentration. Vergegenwärtigen Sie sich den Lotus des Herzens mit nach unten gerichteten Blütenblättern und durch ihn hindurchfließend die *suṣumṇā*. Atmen Sie ein und stellen Sie sich, wenn Sie ausatmen, den Lotus umgewendet vor, mit nach oben gekehrten Blütenblättern, und in seinem Innern ein strahlendes Licht. Meditieren Sie über dieses.

Vīta-rāga-viṣayaṃ vā cittam.

37. „Oder (man meditiere über) das Herz, das sich von allen Sinnesobjekten löste."

Vergegenwärtigen Sie sich einen heiligen Menschen, eine bedeutende Persönlichkeit, die Sie verehren, einen Heiligen, von dem Sie wissen, daß er völlig losgelöst ist, und denken Sie an sein Herz. Dieses Herz erlangte völlige Losgelöstheit; meditieren Sie darüber, und es wird Ihr Denkorgan beruhigen. Gelingt es Ihnen nicht, so gibt es noch eine andere Möglichkeit:

Svapna-nidrā-jñānālambanaṃ vā.

38. „Oder man meditiere über die im Schlaf gewonnene Erkenntnis."

Manchmal träumt ein Mensch, Engel seien zu ihm gekommen und hätten mit ihm gesprochen, er habe sich im Zustande der Ekstase befunden und Musik der Sphären vernommen. Er ist glückselig in jenem Traum, und wenn er erwacht, ist er tief davon beeindruckt. Betrachten Sie diesen Traum als Realität und meditieren Sie darüber. Ist Ihnen auch das nicht möglich, so meditieren Sie über irgendetwas Heiliges, das Ihnen lieb ist.

Yathābhimata-dhyānād vā.

39. „Oder man meditiere über irgendetwas, das einem geeignet erscheint."

Das sollte aber nichts Schlechtes, sondern irgendetwas Gutes sein, das Ihnen lieb ist, ein Ort, eine Landschaft, oder eine Vorstellung, die Ihnen vor allen lieb ist, irgendetwas, das Ihnen zur Konzentration verhilft.

Paramāṇu-parama-mahattvānto 'sya vaśīkāraḥ.

40. „Meditiert der *yogin* in dieser Weise, so stellt sich seinem Denken, vom Atom bis zum Unendlichen, kein Hindernis entgegen."

Durch diese Übungen kann sich das Denkorgan mit Leichtigkeit ebensogut auf das Allerkleinste wie auf das Allergrößte richten; dadurch beruhigen sich die Wellen im Denkorgan.

Kṣīṇa-vṛtter abhijātasyeva maṇer grahītṛ-grahaṇa-grāhyeṣu tatstha-tadañjanatā samāpattiḥ.

41. „Der *yogin,* dessen *vṛttis* auf diese Weise kraftlos (beherrscht) wurden, gelangt zur Konzentration und zur Identität mit dem Empfänger, dem (Instrument des) Empfang(s) und dem Empfangenen (dem Selbst, dem Denkorgan und den Sinnesobjekten) gleich dem Kristall (vor verschiedenen farbigen Gegenständen)."

Was ist die Folge dieser andauernden Meditation? Erinnern wir uns an das, was *Patañjali* in einem früheren Aphorismus über die verschiedenen Stufen der Meditation zu sagen hatte: daß die Meditation auf der ersten Stufe das Grobe zum Gegenstand hat, auf der zweiten das Subtile und von da aus zu noch Subtilerem fortschreitet. Als Folge dieser Meditationen können wir ebensogut über subtile, wie über grobe Gegenstände meditieren. In diesem Aphorismus schaut der *yogin* die Dreiheit von Empfänger, Empfangenem und Instrument des Empfanges, die ihre Entsprechung in der Seele, den Sinnesobjekten und dem Denkorgan haben. Drei Gegenstände der Meditation sind uns gegeben: erstens die groben Gegenstände, wie es Körper oder sonst materielle Gegenstände sind, zweitens subtile Gegenstände, wie das Denkorgan und das *citta,* und drittens der modifizierte *puruṣa,* das heißt, nicht der *puruṣa* selber, sondern das Ichbewußtsein. Durch Übung erlangt der *yogin* Sicherheit in diesen Meditationsweisen. Wenn er meditiert, kann er alle fremden Gedanken ausschalten, er gelangt zur Identität mit dem Gegenstande seiner Meditation, er wird meditierend einem Kristall gleich. Vor Blumen wird der Kristall nahezu identisch mit ihnen: wenn die Blume rot ist, sieht der Kristall rot aus, oder blau wenn die Blume blau ist.

Tatra śabdārtha - jñāna - vikalpaiḥ saṃkīrṇā savitarkā.

42. „Die Mischung von Laut, Bedeutung und daraus folgender Erkenntnis ist *samādhi* ‚mit rationaler Überlegung' (genannt)."

Laut bedeutet hier soviel wie Schwingung, womit die Nervenströme gemeint sind, die ihn leiten, und Erkenntnis soviel wie Reaktion. Die verschiedenen Meditationsweisen, die wir bisher betrachteten, nennt *Patañjali* Meditationen ‚mit rationaler Überlegung' *(savitarka)*. Später zeigt er uns immer höhere *dhyānas*. In diesen, die ‚mit Überlegung' genannt werden, bewahren wir noch die Dualität von Subjekt und Objekt, wie sie durch die Verbindung von Wort, Bedeutung und Erkenntnis entsteht. Zuerst entsteht die äußere Schwingung, das Wort und dann, wenn dieses durch die Ströme der Sinne nach innen getragen wird, die Bedeutung. Darauf erfolgt eine reaktive Wellenbildung im *citta,* welche Erkenntnis ist, wenn auch erst durch die Verbindung dieser drei das entsteht, was wir Erkenntnis nennen. In allen bisherigen Meditationen bestand der Gegenstand der Meditation aus dieser Verbindung. Der nächste *samādhi* ist von höherer Art.

Smṛti - pariśuddhau svarūpa - śunyevārthamātra-nirbhāsā nirvitarkā.

43. „Der *samādhi,* der ‚ohne rationale Überlegung' genannt wird, (entsteht) wenn das Erinnerungsvermögen geläutert, oder frei von Qualitäten ist und nur noch die Bedeutung (des Gegenstandes der Meditation) ausdrückt."

Durch Übung in der Meditation dieser drei (Laut, Bedeutung und Erkenntnis), erreichen wir, daß sie sich nicht mehr verbinden. Wir können uns von ihnen freimachen. Zuerst wollen wir zu verstehen suchen, um was es sich bei diesen drei handelt. Da ist zunächst das *citta.* Sie werden sich erinnern, daß die Denksubstanz mit einem See verglichen wurde und die Schwingung, das Wort, der Laut, mit einem Zittern, das über ihn hingeht. Sie tragen diesen stillen See in sich, und spreche ich ein Wort aus, z. B. „Kuh", so erhebt sich, gleichzeitig mit seinem Eindringen durch Ihre Ohren, in Ihrem *citta* eine Welle. Diese Welle also bildet den

Begriff „Kuh", das Urbild oder die Bedeutung, wie wir es nennen. Die Ihnen bekannte sichtbare Kuh ist in Wirklichkeit die Welle innerhalb der Denksubstanz, die sich in der Reaktion auf die inneren und äußeren Schallwellen bildet. Mit dem Laut verschwindet auch die Welle, denn sie kann ohne Wort nicht bestehen. Sie werden fragen wie es sich verhalte, wenn wir „Kuh" nur denken und keinen Laut vernehmen. Sie selber bilden diesen Laut. Ihr Bewußtsein sagt leise „Kuh" und dadurch entsteht eine Welle. Ohne diesen Anstoß durch einen Laut kann sich keine Welle bilden, und wenn er nicht von außen kommt, dann kommt er von innen, und wenn der Laut erstirbt, vergeht die Welle auch. Was bleibt nun zurück? Die Folge der Reaktion, und die ist Erkenntnis. Diese drei sind in unserem Denkorgan so eng mit einander verbunden, daß wir sie nicht zu trennen vermögen. Wird der Laut vernommen, so geraten die Sinne in Schwingung und die Welle erhebt sich als Reaktion. Dies folgt so schnell aufeinander, daß wir es nicht auseinanderhalten können. Wurde diese Meditation eine Zeitlang geübt, so läutert sich das Erinnerungsvermögen, das Gefäß aller Eindrücke, und wir können die drei klar von einander unterscheiden. Dies wird Meditation ‚ohne rationale Überlegung' *(nirvitarka)* genannt.

Etayaiva savicārā nirvicārā ca sūkṣmaviṣayā vyākhyātā.

44. „Dieser Vorgang bietet (auch) eine

Erklärung für die (Konzentrationsweisen) mit Unterscheidung und ohne Unterscheidung, deren Gegenstände subtiler sind."

Es wird wieder ein Verfahren ähnlich dem vorhergehenden angewandt, nur daß bei den früheren Meditationen grobe Gegenstände gewählt werden mußten und sie in dieser Meditation subtiler Art sind.

Sūkṣma - viṣayatvaṃ cāliṅga - paryava - sānam.

45. „Die subtilen Gegenstände enden mit dem *pradhāna*."

Grobe Elemente sind nur die Elemente und alles aus ihnen Gebildete. Die subtilen Gegenstände beginnen bei den *tanmātras* oder feinen Partikelchen. Die Sinnesorgane, das Denkorgan *), das Ichprinzip, die Denksubstanz (der Ursprung aller Manifestationen), der Gleichgewichtszustand der Baustoffe; *sattva, rajas* und *tamas* — bezeichnet als *pradhāna* (Hauptsache), *prakṛti* (Natur) oder *avyakta* (unmanifestiert) — sie alle sind einbeschlossen in der Kategorie der subtilen Gegenstände, mit Ausnahme allein des *puruṣa* (der Seele).

Tā eva sabījaḥ samādhiḥ.

---

*) Das Denkorgan oder der Bereich der Sinneswahrnehmungen, die Zusammenfassung der Sinnesorgane.

46. „Diese Konzentrationsweisen sind samenhaltig."

Nirvicāra-vaiśāradya 'dhyātma-prasādaḥ.

47. „Ist die Konzentration ‚ohne Unterscheidung' geläutert, so gewinnt das *citta* einen festen Stand."

Ṛtambharā tatra prajñā.

48. „Die darin gewonnene Erkenntnis heißt ‚wahrheitserfüllt'."

Der nächste Aphorismus gibt dazu die Erklärung.

Śrutānumāna-prajñābhyām anya-viṣayā viśeṣārthatvāt.

49. „Die durch Bezeugung und Schlußfolgerung gewonnene Erkenntnis bezieht sich auf gewöhnliche Gegenstände. Die durch den soeben erwähnten *samādhi* gewonnene ist von viel höherer Art, da sie dorthin vorzudringen imstande ist, wohin Schlußfolgerung und Bezeugung nicht reichen."

Der Gedanke ist der, daß wir darauf angewiesen sind, unsere Kenntnis der gewöhnlichen Gegenstände durch direkte Wahrnehmung, durch Schlußfolgerung daraus und durch Bezeugung glaubwürdiger Personen zu gewinnen. Unter „glaubwürdigen Personen“ verstehen die *yogins* die Seher *(ṛṣi)*, deren Gedanken in den heiligen Schriften *(veda)* niedergelegt sind. Diesen *yogins* zufolge ist der einzige Beweis für die Wahrheit der heiligen Schriften, daß sie von glaubwürdigen Personen bezeugt sind. Trotzdem behaupten die *yogins*, durch die heiligen Schriften allein könne uns Verwirklichung nicht zuteil werden. Wir können alle *vedas* lesen und doch nichts verwirklichen. Wenn wir aber ihre Lehren in die Tat umsetzen, erreichen wir jenen Zustand, in welchem wir das verwirklichen, was die heiligen Schriften lehren, in welchem wir dorthin vorzudringen imstande sind, wohin weder Vernunft, noch Wahrnehmung, noch Schlußfolgerung reichen, und wo die Bezeugung durch andere wesenlos ist. Das ist mit dem Aphorismus gemeint. Solche Verwirklichung ist wirkliche Religion, während das Anhören von Vorträgen, das Lesen von Büchern, Diskutieren und alles übrige, nur der Bereitung des Bodens dienen kann und mit Religion nichts zu tun hat. Verstandesmäßige Zustimmung oder Ablehnung sind nicht Religion. Die zentrale Idee der *yogins* ist die, daß ebenso wie wir in unmittelbare Berührung mit den Sinnesobjekten kommen können, in weit höherem Maße die Religion unmittelbar erfahrbar ist. Die Wahrheiten der Religion, wie Gott und Seele, können durch die äußeren Sinne nicht erfaßt werden. Weder kann ich Gott mit meinen Augen schauen, noch mit meinen Händen fassen, und wir wissen auch, daß wir ebensowenig über unsere Sinne hinaus Schlüsse ziehen können. Vernunftgründe versagen an einer bestimmten Grenze; obgleich wir unser Lebenlang vernünftig gedacht haben, wie die Welt es seit Tausenden von Jahren tat, ist das Ergebnis, daß wir uns außerstande sehen, die Tatsachen der Religion zu beweisen oder zu widerlegen. Was wir unmittelbar wahrnehmen, dient uns als Grundlage für unsere Schlüsse. Daher müssen sich naturgemäß die Schlußfolgerungen innerhalb dieser Grenzen der Wahrnehmung bewegen. Ich kann sie niemals überschreiten, und daher liegt der Raum der Verwirklichung jenseits der sinnlichen Wahrnehmung. Die *yogins* behaupten, der Mensch vermöge über seine unmittelbare Sinneswahrnehmung, und auch über seine Vernunft, hinauszugehen. Er besitzt in sich die Fähigkeit, das Vermögen, selbst seinen Intellekt zu transzendieren, ein Vermögen, das jedem Wesen, jeder Kreatur innewohnt. Durch die Übungen des *yoga* wird dieses Vermögen geweckt, so daß der Mensch die gewöhnlichen Grenzen der Vernunft überschreitet und Dinge unmittelbar wahrnimmt, die höher als alle Vernunft sind.

Taj-jaḥ saṃskāro 'nya-saṃskāra-pratibandhī.

50. „Der durch diesen *samādhi* hervorgerufene Eindruck verdrängt alle übrigen Eindrücke."

Wir sahen im vorhergehenden Aphorismus, daß

der einzige Weg, der zur Erlangung dieses Überbewußtseins führt, über die Konzentration hinausgeht und ferner, daß es die früheren *saṃskāras*, Eindrücke, sind, die der Konzentration im Wege stehen. Sie werden alle beobachtet haben, daß bei dem Versuch, sich zu konzentrieren, die Gedanken abzuschweifen beginnen. Gerade in dem Augenblick da Sie an Gott zu denken versuchen, tauchen diese *samskāras* auf. Zu anderen Zeiten sind sie nicht so wirksam, aber wenn sie Ihnen unerwünscht sind, werden sie bestimmt auftauchen und nach Möglichkeit versuchen, Ihr Denkorgan anzufüllen. Wie kommt das? Warum sind sie zur Zeit der Konzentration soviel stärker? Weil Sie sie unterdrücken und sie mit aller Kraft darauf reagieren. Zu anderen Zeiten erfolgt diese Reaktion nicht. Wie ungeheuer groß muß die Zahl dieser früheren Eindrücke sein, die alle irgendwo im *citta* aufbewahrt sind, lauernd und zum Sprung bereit wie Tiger. Wir müssen sie unterdrücken, damit der eine uns notwendige Gedanke aufsteige und alle anderen ausschließe. Stattdessen suchen alle gleichzeitig an die Oberfläche zu gelangen. Es sind die verschiedenartigen Kräfte der *saṃskāras*, die der Konzentration im Wege stehen. Deshalb eignet sich der soeben geschilderte *samādhi* am besten zur Übung, weil er die *saṃskāras* zu unterdrücken vermag. Dagegen wird der *saṃskāra*, der durch diese Konzentrationsweise aufsteigt, derart machtvoll sein, daß er die Wirksamkeit der andern unterbindet und sie in Schach hält.

Tasyāpi nirodhe sarva-nirodhān nirbījaḥ samādhiḥ.

51. „Durch die Beschränkung selbst dieses (Eindrucks, der alle übrigen Eindrücke verhindert), entsteht, nachdem alle unterdrückt wurden, der ‚samenlose' *samādhi.*"

Sie werden sich erinnern, daß unser Ziel ist, die Seele selber zu schauen. Wir können die Seele nicht schauen, weil sie mit der Natur, mit dem Denkorgan, mit dem Körper eine Verbindung einging. Der Unwissende hält seinen Körper für die Seele, der Gebildete seinen Verstand; beide irren aber gleichermaßen. Was läßt die Seele alle diese Verbindungen eingehen? Im *citta* erheben sich Wellen und verdecken die Seele; wir sehen nur durch die Wellen hindurch einen kleinen Widerschein von ihr, so z. B. die Seele im Zorn, wenn die Welle eine solche des Zornes ist, und wir sagen dann: „ich bin zornig." Wenn es eine der Liebe ist, sehen wir uns in dieser Welle gespiegelt und sagen, daß wir lieben. Wenn es eine Welle der Schwäche ist, und die Seele spiegelt sich in ihr, dann halten wir uns für schwach. Diese Vorstellungen haben ihren Ursprung in diesen Eindrücken, den *saṃskāras*, welche die Seele verdecken. Die wahre Natur der Seele bleibt verborgen solange sich noch eine einzige Welle auf dem See des *citta* erhebt; diese wahre Natur wird nie wahrgenommen werden, ehe nicht alle Wellen sich legten. Deshalb lehrt uns *Patañjali* erstens die Bedeutung dieser Wellen, zweitens, wie wir sie am besten niederhalten können und drittens, wie die eine Welle so zu stärken sei, daß sie alle übrigen unterdrückt, das Feuer also gleichsam das Feuer verzehrt. Bleibt nur eine einzige Welle zurück, so wird es leicht sein, auch diese noch zu unterdrücken, und wenn sie verschwunden ist, wird dieser *samādhi,* diese Konzentration, samenlos genannt. Nichts bleibt zurück, und die Seele wird in ihrer ganzen Herrlichkeit als das offenbar, was sie in Wirklichkeit ist. Dann erst erkennen wir, daß die Seele kein Vielfaches ist. Sie ist das einzige ewige „Ein-fache" im Weltall und kann als solches weder geboren werden, noch sterben; sie ist unsterblich, unzerstörbar, der ewig-lebendige Inbegriff der Erkenntnis.

2. KAPITEL

KONZENTRATION – IHRE ÜBUNG

Tapaḥ - svādhyāyeśvara - praṇidhānāni kriyā-yogaḥ.

1. „Kasteiung, Studium und die Hingabe der Früchte der Arbeit an Gott, wird *kriyā-yoga* genannt."

Jene *samādhis*, mit denen wir das letzte Kapitel abschlossen, sind sehr schwer zu erlangen; deshalb müssen wir langsam mit ihnen beginnen. Der erste, vorbereitende Schritt heißt *kriyā-yoga*. Wörtlich bedeutet dies: Arbeit, das Arbeiten auf den *yoga* hin. Die Sinnesorgane sind die Rosse, das Denkorgan bildet die Zügel, der Verstand ist der Wagenlenker, die Seele der Fahrende und der Körper der Wagen. Der Herr des Hauses, der König, das Selbst des Menschen sitzt in dem Wagen. Wenn die Rosse sehr stark sind und dem Zügel nicht gehorchen, oder der Wagenlenker, der Verstand, die Pferde nicht zu lenken versteht, wird der Wagen ins Schleudern geraten. Werden aber die Sinnesorgane, die Rosse, recht beherrscht und hält der Wagenlenker die Zügel, das Denkorgan, fest in Händen, so wird der Wagen sein Ziel erreichen. Was ist nun mit der Kasteiung gemeint? Daß man die Zügel fest in der Hand behalten muß, wenn man den Körper und die Sinnesorgane lenkt; daß man ihnen in keiner Weise ihren Willen läßt, vielmehr beide richtig beherrscht.

Studium. Was ist in diesem Fall mit Studium gemeint? Nicht das Lesen von Romanen oder Erzählungen, sondern das Studium solcher Bücher, in denen die Befreiung der Seele gelehrt wird. Ferner ist mit diesem Studium keineswegs ein solches des Für und Wider gemeint. Es wird vorausgesetzt, daß der *yogin* mit dem Stadium der Kontroversen abgeschlossen hat. Er hatte genug davon und studiert nur noch, um seine Überzeugungen zu festigen. *Vāda* und *siddhānta* sind die beiden Erkenntnisarten der heiligen Schriften. *Vāda* ist logische Erkenntnis und *siddhānta* abschließende Erkenntnis. Wenn ein Mensch völlig unwissend ist, wählt er zunächst die erste, den Streit der Beweisführungen und das Debattieren für und wider. Ist er fertig damit, so nimmt er den *siddhānta* auf und gelangt damit zur endgültigen Schlußfolgerung. Diese wird aber noch nicht genügen; sie muß vielmehr intensiver gestaltet werden. Es gibt eine Unzahl von Büchern, und die Zeit drängt. Das Geheimnis aller Erkenntnis ist deshalb, das Wesentliche herauszugreifen. Ergreifen Sie das und leben Sie danach. Nach einer alten indischen Legende trinkt der Schwan *(rāja-haṃsa),* wenn man ihm Milch mit Wasser vermischt vorsetzt, nur die Milch und läßt das Wasser im Gefäß zurück. So sollten auch wir das auswählen, was der Erkenntnis wert ist und die Schlacke zurücklassen. Geistige

Übung wird anfangs nötig sein, denn wir sollten nichts planlos tun. Der *yogin* ließ das Studium der Argumentation hinter sich und gelangte zu einer Schlußfolgerung, die unerschütterlich wie der Fels ist. Das einzige, wonach er nun trachtet, ist die noch größere Intensität dieser Schlußfolgerung. Argumentieren Sie nicht, sagt er, und sollte man es Ihnen aufzwingen wollen, so schweigen Sie, denn Argumente verwirren nur den Sinn. Das einzig Notwendige ist die Schulung des Verstandes. Was hat es für einen Zweck, ihn für nichts und wieder nichts zu beunruhigen? Der Verstand ist nur ein gebrechliches Werkzeug und kann uns nur eine durch die Sinne beschränkte Erkenntnis vermitteln. Der *yogin* will über die Sinne hinausgehen; deshalb kann ihm der Verstand nichts nutzen. Davon ist er überzeugt, und deshalb schweigt er und argumentiert nicht. Jedes Argument bringt ihn aus dem Gleichgewicht, ruft eine Störung im *citta* hervor, und jede solche Störung kommt einem Rückschritt gleich. Argumentationen und bloße logische Schlüsse haben nur untergeordnete Bedeutung. Es gibt viel Höheres. Das Leben ist nicht für Kämpfe von Schuljungen da, oder für Debattierklubs. Mit der „Hingabe der Früchte der Arbeit an Gott" ist gemeint, daß wir uns nicht selber Lob oder Tadel erteilen, sondern beides Gott überlassen und in Frieden leben sollen.

Samādhi-bhāvanārthaḥ kleśa-tanūkaraṇārthaś ca.

2. „(Er dient der) Übung des *samādhi* und (der) Verringerung der Leiden bewirkenden Hindernisse."

Die meisten von uns behandeln ihr Denkorgan wie ein verwöhntes Kind, das tun und lassen kann was es will. Deshalb ist ständige Übung des *kriyā-yoga* notwendig, damit wir zur Herrschaft über das Denkorgan gelangen und es unterwerfen. Die dem *yoga* entgegenstehenden Hindernisse erwachsen aus dem Mangel an Beherrschung und bringen uns Leiden. Sie können nur dadurch beseitigt werden, daß wir dem Denkorgan nicht den Willen tun, sondern es mit den Mitteln des *kriyā-yoga* in Schach halten.

Avidyāsmitā-rāga-dveṣābhiniveśāḥ kleśāḥ.

3. „Die Leiden bewirkenden Hindernisse sind: Nichtwissen, Ichwahn, Anhänglichkeit, Abneigung und das Sich-Anklammern an das Leben."

Das sind die fünf Leiden, eine fünffache Fessel, die uns gefangenhält, von denen das Nichtwissen die Ursache der übrigen vier ist. Sie ist die einzige Quelle all unseres Elendes. Was könnte uns sonst unglücklich machen? Das Wesen der Seele ist ewige Seligkeit. Was könnte sie betrüben außer Nichtwissen, Sinnestäuschung und Wahn? Alles Leid der Seele ist nur ein Wahn.

Avidyā kṣetram uttareṣāṃ prasupta-tanu-vicchinnodārāṇām.

4. „Nichtwissen ist der Nährboden aller dieser, die folgen, seien sie nun schlummernd, verfeinert, überwältigt, oder voll wirksam."

Nichtwissen ist die Quelle des Ichwahns, der Anhänglichkeit, der Abneigung und des Sich-Anklammerns an das Leben. Es gibt verschiedene Erscheinungsformen dieser Eindrücke. Zuweilen schlummern sie. Sie hören oft die Redensart: „unschuldig wie ein Säugling", und doch kann in dem Säugling sowohl ein Dämon als auch ein Gott angelegt sein, der allmählich zum Vorschein kommt. Im *yogin* haben sich diese Eindrücke — die *saṃskāras* — die von früheren Taten zurückbleiben, sehr vermindert und befinden sich in einem Zustande großer Verfeinerung, so daß er sie beherrschen und daran hindern kann, offenbar zu werden. „Überwältigt" bedeutet, daß eine Reihe von Eindrücken zuweilen von stärkeren eine Zeitlang niedergehalten wird, aber wieder hervorkommt, wenn die Ursache dieser Verdrängung beseitigt ist. Die letzte Erscheinungsform ist die der „vollen Wirksamkeit", in der die *saṃskāras*, in einer ihnen günstigen Umgebung, als Gutes oder Böses, zu großer Wirksamkeit gelangen.

Anityāśuci-duḥkhānātmasu nitya-śuci-sukhātmakhyātir avidyā.

5. „Nichtwissen besteht darin, das Nicht-Ewige, Unreine, Leidvolle, und das Nicht-Selbst, für das Ewige, Reine, Glückselige und für das Selbst *(ātman)* zu halten."

Die verschiedenen Arten von Eindrücken haben alle eine einzige Quelle: das Nichtwissen. Wir müssen als erstes lernen, was Nichtwissen ist. Wir alle denken: „ich bin der Körper und nicht das reine, das strahlende, das ewig-glückselige Selbst", und das ist Nichtwissen. Wir denken uns den Menschen und sehen ihn als körperliche Erscheinung. Das ist der große Irrtum.

Dṛg-darśana-śaktyor ekātmatevāsmitā.

6. „Ichwahn ist die Identifizierung des Wahrnehmenden mit dem Instrumente der Wahrnehmung."

Der Wahrnehmende ist in Wirklichkeit das Selbst, das reine, ewig-heilige, unendliche, unsterbliche Selbst, und das ist das Selbst des Menschen. Welches sind nun die Instrumente? Die Denksubstanz *(citta)*, das bestimmende Vermögen *(buddhi)*, das Denkorgan *(manas)* und die Sinnesorgane *(indriya)*. Dies sind die Instrumente für das Selbst, mit denen es die Außenwelt wahrnimmt, und seine Identifizierung mit diesen Instrumenten wird das ‚Nichtwissen des Ichwahns' genannt. Wir sagen: ‚ich besitze Verstand', ‚ich denke nach', ‚ich bin ärgerlich', oder

‚ich bin glücklich'. Wie können wir ärgerlich sein, oder hassen? Wir sollten uns mit dem Selbst identifizieren, das unveränderlich ist. Wenn es unveränderlich ist, wie kann es da einmal glücklich und dann wieder unglücklich sein? Es ist gestaltlos, unendlich und allgegenwärtig. Was könnte es verändern? Es untersteht keinem Gesetz. Was könnte es beeinflussen? Nichts in der Welt kann einen Einfluß auf dasselbe ausüben und doch identifizieren wir uns aus Nichtwissen mit der Denksubstanz und glauben Lust oder Leid zu empfinden.

Sukhānuśayī rāgaḥ.

7. „Anhänglichkeit ist, was bei der Lust verweilt."

Wir finden Vergnügen an gewissen Dingen, und unser Sinn ist wie ein Strom, der darauf zufließt, und dieses Streben gleichsam auf das Lustzentrum zu, nennt man Anhänglichkeit. Wir zeigen sie nie dort, wo wir keine Lust empfinden. Wir finden oft an sehr seltsamen Dingen Vergnügen, aber im Prinzip ist es so, daß wir allem anhangen, was Lustgefühle in uns erweckt.

Duḥkhānuśayī dveṣaḥ.

8. „Abneigung ist, was beim Leid verweilt."

Von allem, was uns Leid bereitet, suchen wir uns möglichst schnell zu entfernen.

Svarasavāhī viduṣo 'pi tathā rūḍho 'bhiniveśaḥ.

9. „Das Sich-Anklammern an das Leben ist befangen im eigenen Kreislauf und sebst im Wissenden noch eingewurzelt."

Dieses Sich-Anklammern an das Leben zeigt sich sogar beim Tier. Es ist oft versucht worden, darauf die Theorie eines zukünftigen Lebens zu gründen, denn die Menschen lieben dieses Leben so sehr, daß sie auch nach einem zukünftigen Leben Verlangen tragen. Es versteht sich von selbst, daß dieses Argument nicht viel taugt, aber das merkwürdigste ist, daß in den Ländern des Westens der Gedanke, dieses Sich-Anklammern an das Leben lasse Schlüsse auf die Möglichkeit eines zukünftigen Lebens zu, sich nur auf den Menschen bezieht und das Tier ausschließt. In Indien hat dieses Sich-Anklammern an das Leben eines der Argumente für das Vorhandensein vorgeburtlicher Erfahrung und Existenz geliefert. Wenn es z. B. wahr ist, daß alle unsere Erkenntnis in Erfahrung ihren Ursprung hat, ist es klar, daß wir uns nichts vorstellen, oder nichts begreifen können, von dem wir niemals die Erfahrung machten. Gleich nachdem sie ausgebrütet wurden, beginnen Kücken das Futter aufzupicken. Oft kann man auch beobachten, daß von Hennen ausgebrütete kleine Enten bald nach dem Ausschlüpfen auf das Wasser fliegen und ihre Pflegemutter glaubt, sie werden ertrinken. Wenn Erfahrung die einzige

Quelle der Erkenntnis wäre, wo hätten dann diese Kücken das Aufpicken des Futters erlernt, oder die Entchen, das Wasser als ihr natürliches Element zu betrachten? Wenn Sie sagen, das sei Instinkt, so besagt das gar nichts, — es ist nur wieder ein Wort und keine Erklärung. Was ist denn Instinkt? Wir besitzen viele Instinkte. Jede Arbeit verrichten wir nach einiger Übung instinktiv, automatisch, doch soviel wir wissen, handelt es sich in allen den Fällen, die wir für automatisch halten, um entartete Vernunft. In der Sprache des *yogin* ist Instinkt zurückgebildete Vernunft. Das Unterscheidungsvermögen bildet sich zurück und wird zu automatischen *saṃskāras.* Daher ist die Annahme, daß alles, was wir in dieser Welt Instinkt nennen, nichts anderes als zurückgebildete Vernunft sei, durchaus folgerichtig. Da sich Vernunft ohne vorhergehende Erfahrung nicht bilden kann, ist aller Instinkt die Folge früherer Erfahrungen. Daß Kücken den Habicht fürchten und Enten das Wasser lieben, ist beides auf frühere Erfahrungen zurückzuführen. Es fragt sich nur, ob jene Erfahrungen die einer bestimmten Seele, oder einfach biologische sind, ob also die Erfahrung der Ente diejenige ihrer Vorfahren, oder ihre eigene ist. Wissenschaftler behaupten, es sei eine biologische, doch die *yogins* behaupten, es sei die Erfahrung der Denksubstanz, vom Körper übermittelt. Dies wird die Lehre von der Reinkarnation genannt. Wir sahen, daß all unsere Erkenntnis, ob wir sie nun Wahrnehmung, Vernunft oder Instinkt nennen, uns durch den einen Kanal der Erfahrung zufließen muß, daß alles, was wir jetzt Instinkt nennen, die Folge früherer Erfahrung ist, die zum Instinkt entartete, und daß dieser wiederum zur Vernunft neu entwickelt wird. So ist es überall im Weltall, und darauf gründete sich in Indien eines der Hauptargumente für die Reinkarnationslehre. Die regelmäßig wiederkehrende Erfahrung verschiedener Furchtmomente bewirkt also im Lauf der Zeit dieses Sich-Anklammern an das Leben. Deshalb empfindet das Kind instinktiv Furcht, weil die frühere Leid-Erfahrung ihm innewohnt. Selbst in den weisesten Menschen, die um die Vergänglichkeit dieses Körpers wissen und sich sagen: ‚was hat es schon zu bedeuten; wir hatten Hunderte von Körpern, die Seele aber kann nicht sterben', — selbst in ihnen, die so vernünftige Ansichten haben, finden wir noch einen Rest von diesem Sich-Anklammern an das Leben. Wir sahen, daß es zum Instinkt wurde. In der psychologischen Sprache der *yogins* wurde es zu *saṃskāras*. Subtil und verborgen schlummern diese *saṃskāras* im *citta*. Alle früheren Todeserfahrungen wurden unbewußt, und auch das, was wir Instinkt nennen, ist unbewußt gewordene Erfahrung. Sie lebt fort im *citta* und ist nicht untätig, vielmehr unter der Oberfläche wirksam. Die *vṛttis* des *citta*, die Wellen in der Denksubstanz, welche aus grobem Material bestehen, können wir wahrnehmen und fühlen; sie können auch leichter beherrscht werden. Wie verhält es sich aber mit den subtilen Instinkten? Wie lassen die sich beherrschen? Wenn ich mich ärgere, wird meine Denksubstanz eine einzige große Zorneswelle. Ich fühle sie, sehe sie, leite sie, ich kann sie mit Leichtigkeit handhaben und bekämpfen, doch ich werde nur dann den Kampf erfolgreich zu Ende führen können, wenn es mir gelingt, ihrer Ursache auf den Grund zu gehen. Jemand sagt mir etwas in sehr schroffem Ton, und ich merke, daß es in mir anfängt zu kochen und ich schließlich, während er weiterredet, ganz in Zorn gerate und mich vergesse, mich mit dem Zorn identifiziere. Als er anfing, mich zu beschimpfen, dachte ich nur: „ich werde zornig werden", der Zorn und ich waren zweierlei. Doch als der Zorn mich packte, war ich der Zorn. Diese Empfindungen müssen schon im Keim, an der Wurzel, in ihrer subtilen Erscheinungsform beherrscht werden, bevor wir uns dessen auch nur bewußt sind, daß sie auf uns wirken. Die meisten Menschen kennen nicht einmal diese subtile Form der Leidenschaften, — das Stadium, in dem sie aus dem Unbewußten emporzusteigen beginnen. Wenn eine Blase vom Grunde des Sees aufsteigt, sehen wir sie nicht, auch wenn sie die Oberfläche schon fast erreicht hat; erst wenn sie an dieser zerplatzt und das Wasser sich kräuselt, bemerken wir sie. Wir werden erst dann der Wellen des *citta* Herr werden, wenn es uns gelingt, sie in ihren subtilen Ursachen zu fassen, und solange Sie dieselben nicht fassen und sich unterwerfen können, bevor sie groß werden, besteht keine Hoffnung, daß Sie irgendeine Leidenschaft vollkommen werden bezwingen können. Um unsere Leidenschaften beherrschen zu können, müssen wir sie schon an der Wurzel beherrschen und werden nur dann imstande sein, sogar ihren Samen zu verbrennen. So wie geröstete Samenkörner, wenn sie in die Erde gesenkt werden, niemals aufgehen können, werden auch diese Leidenschaften nie wieder erwachen.

Te pratiprasava-heyāḥ sūkṣmāḥ.

10. „Die subtilen *saṃskāras* müssen durch Zurückführung auf ihren ursprünglichen Zustand überwunden werden."

Saṃskāras sind die subtilen Eindrücke, die sich später in gröberer Form kundtun. Wie können diese subtilen *saṃskāras* beherrscht werden? Durch Zurückführung der Wirkung auf ihre Ursache. Nur wenn das *citta,* das eine Folge ist, auf seine Ursachen, den Ichwahn *(asmitā),* zurückgeführt wird, verschwinden gleichzeitig die subtilen Eindrücke. Meditation allein kann sie nicht zerstören.

Dhyāna-heyās tad-vṛttayaḥ.

11. „Durch Meditation sind ihre (groben) Modifikationen zurückzudrängen."

Meditation ist eines der großen Mittel, diese Wellen am Entstehen zu hindern. Durch Meditation können Sie die Denksubstanz dazu bringen, diese Wellen zu unterdrücken, und wenn Sie mit der Meditation Tage, Monate und Jahre lang fortfahren, bis sie Ihnen zur zweiten Natur wurde, so daß sie unwillkürlich meditieren, werden Zorn und Haß beherrscht und in Schach gehalten werden.

Kleśa-mūlaḥ karmāśayo dṛṣṭādṛṣṭa-janma-vedanīyaḥ.

12. „Das ‚Sammelbecken der Werke' hat seinen Ursprung in diesen Leiden bewirkenden Hindernissen, die in diesem sichtbaren Leben oder im unsichtbaren erfahren werden."

Mit diesem ‚Sammelbecken der Werke' ist die Gesamtheit der *saṃskāras* gemeint. Welche Arbeit auch immer wir tun mögen, die Denksubstanz nimmt die Gestalt einer Welle an. Nach vollbrachtem Werk meinen wir, die Welle sei verschwunden, doch nein, sie ist immer noch da, nur in subtiler Form. Wenn wir uns des Werkes zu erinnern suchen, steigt es wieder auf und wird zur Welle. Sie war also noch da, sonst wäre keine Erinnerung möglich gewesen. So versinken alle Taten, alle Gedanken, seien sie nun gut oder schlecht, und werden in subtiler Form aufbewahrt. Frohe und traurige Gedanken werden gleicherweise Leid bewirkende Hindernisse genannt, weil sie alle, den *yogins* zufolge, am Ende Leid bereiten. Jede Lust, die aus den Sinnen stammt, wird schließlich Leid bringen. Jeder Genuß wird uns nach noch mehr Genuß dürsten lassen, und Leid wird die

Folge sein. Die Begierde des Menschen kennt keine Grenzen; er verlangt nach immer mehr, und wenn er an einen Punkt gelangt, wo sein Verlangen nicht mehr gestillt werden kann, ist Leid die Folge. Darum halten die *yogins* die Gesamtheit dieser Eindrücke, seien es nun gute oder schlechte, für Leid bewirkende Hindernisse, die der Seele den Weg zur Freiheit versperren.

Ebenso verhält es sich mit den *saṃskāras*, den subtilen Wurzeln all unseres Tuns; sie sind die Ursachen, die in diesem oder einem zukünftigen Leben von neuem Wirkungen hervorbringen werden. In seltenen Fällen, wenn z. B. die *saṃskāras* sehr stark sind, tragen sie sehr schnell Früchte; außergewöhnlich böse oder gute Taten tragen ihre Früchte schon in diesem Leben. Die *yogins* sind der Ansicht, daß Menschen, die eine ungeheure Menge guter *saṃskāras* zu erwerben imstande sind, nicht zu sterben brauchen, sondern schon in diesem Leben ihren sterblichen Leib in den eines Gottes verwandeln können. Verschiedene solcher Fälle werden von den *yogins* in ihren Büchern angeführt. Diese Menschen verwandeln sogar die Stoffe ihres Körpers, sie ordnen die Moleküle in einer Weise neu, daß sie nicht mehr erkranken, und daß an ihnen vorübergeht, was wir Tod nennen. Warum sollte das nicht möglich sein? Der physiologische Zweck der Nahrungsaufnahme ist die Assimilation von Sonnenkraft. Diese Kraft ging in die Pflanze ein, diese wird von einem Tier verzehrt und das Tier vom Menschen. Das bedeutet, daß wir die entsprechende Menge Sonnenkraft in uns aufnehmen und uns zu eigen machen. Wenn dies der Fall ist, warum sollte es dann nur diese einzige Form der Kräfteassimilation geben? Die Pflanze vollzieht sie anders als wir; dieser Prozeß ist für die Erde ein anderer als für uns; trotzdem ist es in allen Fällen eine Assimilation von Kraft. Die *yogins* behaupten, daß sie einzig durch die Macht des Geistes imstande seien, Kraft zu assimilieren, daß sie nach Belieben davon an sich ziehen könnten, ohne zu den üblichen Mitteln greifen zu müssen. Wie die Spinne ihr Netz aus der eigenen Substanz bildet, an dasselbe geheftet bleibt und sich nicht anders als an den Fäden dieses Netzes entlang bewegen kann, so haben auch wir aus unserer eigenen Substanz heraus dieses Nerven genannte Netzwerk gebildet und können nicht anders als durch die Kanäle dieser Nerven hindurch tätig sein. Der *yogin* behauptet aber, wir brauchten uns dem nicht zu unterwerfen.

So können wir Elektrizität nach irgendeinem Teil der Erde senden, müssen aber Drähte dazu benutzen. Die Natur kann eine große Menge Elektrizität ohne irgendwelche Drähte aussenden*). Warum können wir es nicht tun? Wir können geistige Elektrizität aussenden. Was wir Geist nennen, ist fast das gleiche wie Elektrizität. Es ist klar, daß das Nervenfluidum eine gewisse Menge Elektrizität ent-

---

*) Diese Vorlesungen wurden an der Harvard-Universität im März 1896 gehalten.

hält, denn es ist polarisiert und für alle elektrischen Kraftrichtungen empfindlich. Wir können unsere Elektrizität nur durch diese Kanäle der Nerven senden. Warum sollen wir nicht die geistige Elektrizität ohne dieses Hilfsmittel aussenden? Die *yogins* behaupten, dies sei durchaus möglich und durchführbar und es werde sich Ihnen das Weltall als Wirkungsfeld öffnen, wenn es Ihnen gelänge. Sie würden dann imstande sein, ohne Hilfe des Nervensystems mit jedem Körper zusammenzuwirken, wo auch immer er sich befinde. Wenn die Seele durch diese Kanäle hindurch wirkt, nennen wir einen Menschen lebendig, und wenn sie zu arbeiten aufhören, heißt es, er sei tot. Für den Menschen aber, der imstande ist, sowohl mit diesen Kanälen als auch ohne sie zu arbeiten, verlieren Geburt und Tod jede Bedeutung. Alle Körper im Weltall bestehen aus *tanmātras,* deren Anordnung ihre Verschiedenheit bedingt. Wenn Sie der Ordner sind, vermögen Sie einem Körper die Ihnen gutdünkende Ordnung zu geben. Wer baut Ihren Körper auf, wenn nicht Sie? Wer nimmt die Nahrung auf? Wenn ein anderer es für Sie täte, würden Sie nicht lange leben. Wer verwandelt die Nahrung in Blut? Sicherlich tun Sie es. Wer reinigt das Blut und schickt es durch die Venen? Sie sind es. Wir sind Herren des Körpers und bewohnen ihn. Nur ging uns das Wissen verloren, wie er zu verjüngen sei. Wir wurden zu Automaten und verfielen der Entartung. Wir vergaßen, in welcher Weise seine Moleküle zu ordnen seien. So muß denn was wir jetzt automatisch tun, wieder wissentlich vollzogen werden. Wir sind die Herren und haben jene Ordnung herzustellen. Sobald wir es können, werden wir imstande sein, uns nach Belieben zu verjüngen, so daß wir weder Geburt, noch Krankheit, noch Tod mehr kennen werden.

Sati mūle tad-vipāko jāty-āyur-bhogāḥ.

13. „Ist die Wurzel vorhanden, so entstehen auch Früchte (in Gestalt von) Arten, Leben, sowie Lust- und Leiderfahrung."

Wenn die Wurzeln, die Ursachen, die *saṃskāras* vorhanden sind, offenbaren sie sich und rufen Wirkungen hervor. Die schwächer werdende Ursache entwickelt aus sich Wirkung; die subtiler werdende Wirkung wird zur Ursache der auf diese folgenden Wirkung. Ein Baum trägt Samen, aus dem wieder ein anderer Baum hervorgeht, und so fort. All unser gegenwärtiges Tun ist eine Folge früherer *saṃskāras* und wird, zu *saṃskāras* geworden, wiederum die Ursache späterer Taten sein. So besagt denn dieser Aphorismus, daß, wenn die Ursache vorhanden ist, die Frucht daraus in Gestalt verschiedener Arten von Wesen unausbleiblich ist: die eine wird ein Mensch sein, eine andere ein Engel, eine andere ein Tier und wieder eine andere ein Dämon. Es gibt im Leben auch verschiedene Wirkungsweisen des *karman:* der eine Mensch lebt fünfzig Jahre, ein anderer hundert, und wieder ein anderer stirbt mit zwei Jahren und gelangt nie zur Reife. Diese Unterschiede im Leben sind alle durch früheres *karman* verursacht. Der eine ist gleichsam für die Freude geboren. und selbst wenn er sich in einem Walde vergrübe, würde sie ihm dorthin folgen. Ein anderer wird, wo er geht und steht, von Unglück verfolgt; alles verwandelt sich ihm in Leid. Das ist alles die Folge der eigenen Vergangenheit. Der Philosophie der *yogins* zufolge verursachen alle guten Taten Freude und alle bösen Taten Leid. Jeder, der eine böse Tat begeht, kann sicher sein, Leid als ihre Frucht zu ernten.

Te hlāda-paritāpa-phalāḥ puṇyāpuṇya-hetutvāt.

14. „Sie tragen als Früchte Lust oder Leid, die durch Tugend oder Laster verursacht sind."

Pariṇāma-tāpa-saṃskāra-duḥkhair guṇa-vṛtti-virodhāc ça duḥkham eva sarvaṃ vivekinaḥ.

15. „Dem Unterscheidenden ist alles gleichsam leidvoll, weil alles Leid verursacht, entweder als Folge oder als Vorgefühl des Glücksverlustes, oder als neue Sehnsucht, die unter dem Eindrucke des Glückes entsteht, und auch als Gegeneinanderwirken der Qualitäten."

Die *yogins* sagen, der Mensch, der Unterscheidungsvermögen und gesunden Menschenverstand besitze, durchschaue das, was wir Lust und Leid nennen, wissend, daß sie jedem widerfahren, daß sie aufeinander folgen und eins in das andere übergeht. Er sieht, daß die Menschen zeitlebens einem Irrlicht folgen, ohne daß es ihnen je gelänge, ihr Verlangen zu stillen. Der große König *Yudhishṭhira* sagte einmal, das wunderbarste im Leben sei, daß wir in jeder Minute Menschen um uns herum sterben sähen und trotzdem glaubten, selber niemals sterben zu müssen. Von Narren rings umgeben, halten wir uns für die einzige Ausnahme, für allein weise. Um uns herum alle möglichen Beispiele von Wankelmut vor Augen, halten wir unsere Liebe für die einzig beständige. Sogar Liebe ist selbstsüchtig, und der *yogin* sagt, wir würden schließlich entdecken, daß selbst die Liebe von Ehegatten, von Kindern und Freunden langsam vergehe. Alles ist vergänglich in diesem Leben, und erst wenn alles fehlschlägt, selbst die Liebe, erkennt der Mensch blitzartig, wie nichtig, wie traumgleich diese Welt ist. Dann wird ihm Entsagung *(vairāgya)*, wird ihm das Jenseitige flüchtig sichtbar. Nur wenn man diese Welt aufgibt, wird man die andere gewinnen, niemals durch Festhalten an ihr. Noch nie ist bisher ein großer Mensch zu seiner Größe anders als dadurch gelangt, daß er auf Sinnenlust und -genuß verzichtete. Die Ursache der Not ist der Widerstreit zwischen den einzelnen Naturkräften, von denen die eine uns hierhin, die andere dorthin zerrt, wodurch beständiges Glück zur Unmöglichkeit wird.

Heyaṃ duḥkham anāgatam.

16. „Die noch nicht eingetretene Not ist zu vermeiden."

Einiges *karman* haben wir schon aufgearbeitet, einiges arbeiten wir gerade auf und einiges ist noch in Bereitschaft, in der Zukunft Früchte zu tragen. Das erste ist für immer erledigt; das andere müssen wir noch aufarbeiten, und nur dasjenige, das darauf wartet, in der Zukunft Früchte zu tragen, können wir bezwingen und beherrschen, und darauf sollten alle unsere Kräfte gerichtet sein. Das meint *Patañjali,* wenn er sagt, die *saṃskāras* müßten durch Zurückführung auf ihren ursprünglichen Zustand beherrscht werden. (II., 10.)

Draṣṭṛ-dṛśyayoḥ saṃyogo heya-hetuḥ.

17. „Die Ursache des Zu-Vermeidenden ist die Verbindung des Wahrnehmenden mit dem Wahrgenommenen."

Wer ist der Wahrnehmende? Das Selbst des Menschen, der *puruṣa*. Was wird wahrgenommen? Das Naturganze, vom Verstande bis zur groben Materie. Alle Freude und alles Leid entsteht aus der Verbindung dieses *puruṣa* mit der Denksubstanz. Sie dürfen nicht vergessen, daß der *puruṣa,* dieser

Philosophie zufolge, rein ist und nur, wenn er sich mit der Natur verbindet, scheint er infolge der Spiegelung, Lust oder Leid zu empfinden.

Prakāśa-kriyā-sthiti-śīlaṃ bhūtendriy-ātmakaṃ bhogāpavargārthaṃ dṛśyam.

18. „Das Erfahrene besteht aus Elementen und Organen, ist seinem Wesen nach Erleuchtung Aktivität und Trägheit und dient zur Erfahrung und Befreiung (des Erfahrenden)."

Das Erfahrene, die Natur, besteht aus Elementen und Organen — den groben und subtilen Elementen, die das Naturganze bilden, und den Sinnesorganen, dem Denkorgan, usw. — und ist seinem Wesen nach Erleuchtung, *sattva,* Aktivität, *rajas* und Trägheit, *tamas.* Was ist der Zweck des Naturganzen? Daß der *puruṣa* Erfahrungen sammle. Der *puruṣa* erinnert sich gleichsam nicht mehr seiner gewaltigen göttlichen Wesensart. Es wird erzählt, der höchste Gott, *Indra,* habe sich einst in ein Schwein verwandelt, das sich im Schmutze wälzte. Er besaß eine Sau und eine Unmenge Ferkel und fühlte sich sehr glücklich. Als einige Götter ihn so sahen, kamen sie zu ihm und sprachen: „Du bist der höchste Gott und alle Götter unterstehen deinem Befehl, warum bist du dann hier?" Doch *Indra* entgegnete: „Laßt mich nur, ich fühle mich hier sehr wohl; solange ich diese Sau und diese kleinen Ferkel habe, ist mir der Himmel höchst gleichgültig." Die armen Götter wußten sich keinen Rat. Nach einiger Zeit kamen sie zu dem Entschluß, alle Schweine der Reihe nach zu töten. Als alle tot waren, begann *Indra* zu wehklagen und zu jammern. Da schlitzten die Götter seinen Schweineleib auf, er entstieg ihm und fing zu lachen an als er merkte, welchen scheußlichen Traum er gehabt hatte. Er, der höchste Gott, sei zum Schwein geworden und des Glaubens gewesen, außer diesem Schweineleben gebe es kein anderes! Nicht nur das, sondern daß er auch noch das Weltall zu diesem Schweineleben habe herabziehen wollen! Wenn der *puruṣa* sich mit der Natur identifiziert, vergißt er, daß er rein und unendlich ist. Der *puruṣa* liebt nicht, er ist die Liebe selber. Er lebt nicht, er ist das Leben selber. Die Seele erkennt nicht, sie ist die Erkenntnis selber. Es ist ein Irrtum, anzunehmen, die Seele liebe, lebe, oder erkenne. Liebe, Sein und Erkenntnis sind nicht die Qualitäten des *puruṣa,* sondern sein Wesen. Wenn sie sich in etwas spiegeln, können sie als die Qualitäten dieses Etwas bezeichnet werden. Sie sind aber nicht die Qualitäten, sondern das Wesen des *puruṣa* — des großen *ātman,* des unendlichen Wesens — der, frei von Geburt und Tod, in der eigenen Herrlichkeit west. Er scheint nur so entartet, daß wenn jemand hingeht und ihm sagt: ‚du bist kein Schwein,' er anfängt zu quieken und zu beißen.

So ergeht es uns allen in dieser Traumwelt

(māyā) voller Elend, Jammer und Tränen, in der einige goldene Bälle rollen, um welche die Welt sich balgt. Nie waren Sie an ein Gesetz gebunden; die Natur hatte keine Fesseln für Sie. Das ist es, was der *yogin* Ihnen sagt; haben Sie die Geduld, es zu lernen. Der *yogin* zeigt auch, wie durch die Verbindung mit der Natur, seine Identifizierung mit der Denksubstanz und der Welt, der *puruṣa* sich selbst für unglücklich hält. Ferner zeigt Ihnen der *yogin*, daß Erfahrung der einzige Ausweg ist. Sie alle müssen diese Erfahrungen sammeln, aber machen Sie schnell Schluß damit. Wir verfingen uns alle in diesem Netz und müssen uns nun daraus befreien. Wir fingen uns in der Falle, und wir müssen alles tun, um uns einen Weg in die Freiheit zu bahnen. Machen Sie also Ihre Erfahrungen als Gatten, Gattinnen und Freunde, und die der kleinen Liebschaften. Sie werden heil daraus hervorgehen, wenn Sie niemals vergessen, wer Sie eigentlich sind. Vergessen Sie nie, daß es alles nur ein Vergängliches ist, durch das wir hindurchmüssen. Erfahrung ist der eine große Lehrmeister — Erfahrung von Freude und Leid — aber Sie dürfen nie vergessen, daß es sich nur um Erfahrung handelt. Sie führt schrittweise dorthin, wo ein jedes Ding gering und der *puruṣa* so groß ist, daß die Welt ein Tropfen im Ozean zu sein scheint, der aus eigener Nichtigkeit vergeht. Wir müssen durch verschiedene Erfahrungen hindurchgehen, doch wir sollten des Ideales stets eingedenk bleiben.

Viśeṣāviśeṣa - liṅgamātrāliṅgāni guṇa-parvāṇi.

19. „Die Erscheinungsformen der Qualitäten sind: das Umgrenzte, das Nicht-Umgrenzte, das Nur-Angedeutete und das Nicht-zu-Bezeichnende."

Das System des *yoga* gründet sich, wie ich Ihnen schon sagte, vollkommen auf die Philosophie des *sāṃkhya,* an deren Kosmologie ich Sie hier wieder erinnern möchte. Den *sāṃkhyas* zufolge ist die Natur die materielle und die bewirkende Ursache des Weltalls. Sie enthält drei Baustoffe: *sattva, rajas* und *tamas.* Aus *tamas* besteht alles, was dunkel, unwissend und schwer ist; *rajas* bedeutet Aktivität, *sattva,* Ruhe und Helle. Die Natur vor der Schöpfung wird von ihnen nicht-umgrenzt *(avyakta),* oder ungesondert genannt, das heißt, es gibt in ihr keine Unterscheidung durch Gestalt oder Name, ein Zustand, in dem die drei Baustoffe vollkommen im Gleichgewicht sind. Dann wird dieses Gleichgewicht gestört, und die drei Baustoffe beginnen, sich auf verschiedene Weise zu verbinden, woraus dann das Weltall entsteht. Diese drei Baustoffe befinden sich auch in jedem Menschen. Das Überwiegen des *sattva* hat Erkenntnis zur Folge, das des *rajas* Tätigkeit, und überwiegt das *tamas,* so ist die Folge Dunkel, Mattigkeit, Trägheit und Nichtwissen. Die höchste Manifestation der aus den drei Baustoffen bestehenden Natur ist, der Lehre des *sāṃkhya* zufolge, was sie *mahat* oder Verstand, universalen Verstand, nennt, von dem jeder menschliche Einzel-Verstand ein Teil ist. Die Psychologie des *sāṃkhya* unterscheidet scharf zwischen *manas,* der Funktion des Denkorganes, und der Funktion der *buddhi,* der Vernunft. Die Funktion des Denkorganes besteht einfach darin, Eindrücke zu sammeln und weiterzuleiten und sie der *buddhi* darzubieten — dem individuellen *mahat* — die darüber entscheidet. Aus dem *mahat* entsteht das Ichbewußtsein, aus dem wiederum die subtilen Baustoffe hervorgehen. Diese gehen Verbindungen ein und werden zu den sichtbaren groben Baustoffen, dem sichtbaren Weltall. Die Philosophie des *sāṃkhya* behauptet nun, alles — vom Verstand bis hinab zum Felsblock — sei Produkt einer einzigen Substanz, die sich nur durch subtilere oder gröbere Daseinsformen unterscheide. Das Subtilere sei die Ursache und das Gröbere die Wirkung. Der Philosophie des *sāṃkhya* zufolge steht über dem Naturganzen der *puruṣa,* der in keiner Weise Materie ist. Er gleicht nichts anderem, weder der *buddhi,* noch dem Denkorgan, noch den *tanmātras,* noch den groben Baustoffen. Er ist keinem von diesen verwandt, sondern ganz für sich und seinem Wesen nach völlig verschieden, woraus sie schließen, daß der *puruṣa,* weil nicht das Ergebnis einer Verbindung, unsterblich sein müsse. Was nicht aus einer Verbindung entstehe, sei unvergänglich. Es gibt unzählige solcher Seelen *(puruṣa).*

Nun werden wir den Aphorismus verstehen, daß die Qualitäten entweder umgrenzt, nicht-umgrenzt, nur angedeutet, oder nicht zu bezeichnen sind. Mit dem ‚umgrenzt' sind die groben Elemente gemeint, die wir wahrnehmen können, mit dem ‚nicht-umgrenzt' die ganz subtilen Baustoffe, die *tanmātras*, die vom Durchschnittsmenschen nicht wahrgenommen werden können. Wenn Sie aber den *yoga* üben, wird, so sagt *Patañjali*, Ihr Wahrnehmungsvermögen nach einiger Zeit so verfeinert sein, daß Sie die *tanmātras* wirklich wahrnehmen. So werden Sie gehört haben, daß jeder Mensch von einem bestimmten Licht umflossen ist; jedes Lebewesen strahlt ein bestimmtes Licht aus und dieses, sagt *Patañjali*, kann von dem *yogin* wahrgenommen werden. Nicht jeder sieht es, aber wir alle strahlen diese *tanmātras* aus, so wie Blumen fortwährend feine Teilchen aussenden, die uns ihren Duft übermitteln. Tagtäglich geht ein Strom von Gutem oder Bösem von uns aus, und wohin wir gehen, ist die Luft davon erfüllt. Deshalb kamen die Menschen auf den Gedanken, Tempel und Kirchen zu bauen. Warum baut der Mensch Kirchen für den Gottesdienst? Warum kann er Gott nicht überall anbeten? Wenn er den Grund auch nicht kannte, bemerkte der Mensch doch, daß die Stätten des Gottesdienstes bald von guten *tanmātras* erfüllt waren. Täglich gehen Menschen hin, und je öfter es geschieht, desto mehr heiligen sie sich und desto heiliger wird jene Stätte. Wenn jeder, der wenig *sattva* besitzt, dorthin ginge, würde der Ort auf ihn wirken und sein *sattva* wecken. Hierin liegt die Bedeutung aller Tempel und heiligen Stätten, doch Sie dürfen nicht vergessen, daß ihre Heiligkeit davon abhängt, ob die Menschen geheiligt sind, die sich dort versammeln. Das Schwierige ist nur, daß der Mensch sich der ursprünglichen Bedeutung nicht mehr entsinnt und die Pferde hinter dem Wagen anspannt. Die Menschen waren es, die diese Stätten heiligten, bis schließlich die Wirkung zur Ursache wurde und nun wiederum die Menschen heiligte. Gingen nur die schlechten Menschen hin, so würde es ein schlechter Ort wie jeder andere werden. Nicht das Gebäude ist die Kirche, die Menschen sind sie, und das vergessen wir immer. Weise und Heilige, die viel *sattva* besitzen, sind daher imstande, es auszusenden und ständig einen ungeheuren Einfluß auf ihre Umgebung auszuüben. Ein Mensch kann sich in einer Weise läutern, daß dies körperlich spürbar wird: jeder, der mit ihm in Berührung kommt, wird seinerseits geläutert werden.

Das nächste, ‚das Nur-Angedeutete', bedeutet den Intellekt *(buddhi)*. ‚Das Nur-Angedeutete' ist die erste Manifestation der Natur. Aus ihm gehen alle weiteren Manifestationen hervor. Das letzte ist ‚das Nicht-zu-Bezeichnende'. Hier scheinen moderne Wissenschaft und Religion sehr stark voneinander abzuweichen. In jeder Religion findet sich die Vorstellung von einem Hervorgehen des Weltalls aus dem Geiste. Wenn man die Gotteslehre in ihrer psychologischen Bedeutung, unabhängig von der Vorstellung eines Personhaften betrachtet, besagt sie, daß zuoberst in der Schöpfung der Geist steht und daß aus ihm hervorgeht, was wir die grobe Materie nennen. Moderne Philosophen behaupten, der Geist entwickle sich als allerletztes. Sie behaupten, die ungeistigen Dinge entwickelten sich langsam zu Tieren und aus diesen zum Menschen; nicht aus dem Geiste gehe alles hervor, sondern er stehe ganz am Ende. Beide Behauptungen, die religiöse und die wissenschaftliche, entsprechen der Wahrheit, in wie schroffem Gegensatze zu einander sie auch zu stehen scheinen. Nehmen Sie eine unendliche Reihe A-B-A-B-A-B an. Es fragt sich nun: was steht zuerst, A oder B? Wenn Sie es als Reihe A-B ansehen, werden Sie sagen, A sei das erste, wenn Sie es aber als B-A-Reihe betrachten, werden Sie sagen, B stehe zuerst. Das hängt von der Betrachtungsweise ab. Der Geist erfährt eine Einschränkung und wird zur groben Materie, diese mündet wiederum in den Verstand ein und so nimmt der Prozeß seinen Fortgang. Die *sāṃkhyas,* und andere religiöse Menschen, setzen den Geist an den Anfang, so daß die Reihe dann ist: Geist-Materie. Der Wissenschaftler legt den Nachdruck auf Materie, und es entsteht dann die Reihe: Materie-Geist. Beide meinen die gleiche Kette. Die indische Philosophie geht aber über Geist und Materie hinaus und entdeckt ein Selbst *(puruṣa),* das höher als der Verstand ist, der nur seinen Widerschein bildet.

Draṣṭā dṛśimātraḥ śuddho 'pi pratyayānupaśyaḥ.

20. „Der Wahrnehmende ist reiner Geist. und obgleich er rein ist, wird seine Schau durch die Färbung des Verstandes bestimmt."

Das ist wieder Philosophie des *sāṃkhya*. Wir sahen, daß in dieser Philosophie alles — von der niedrigsten Form bis hinauf zum Verstande — der Natur zugehört, der die Seelen *(puruṣa)* übergeordnet sind, die keine Eigenschaften besitzen. Was läßt dann die Seele glücklich oder unglücklich erscheinen? Die Spiegelung. Wird eine rote Blume neben ein Stück reinen Kristalles gestellt, so scheint der Kristall rot zu sein. Ebenso ist der Anschein von Glück oder Unglück der Seele nur die Folge einer Spiegelung; die Seele selber ist farblos. Die Seele ist von der Natur gesondert; Natur und Seele sind zwei völlig verschiedene Dinge, die ewig voneinander getrennt sind. Die *sāṃkhyas* dagegen behaupten, der Verstand stelle eine Verbindung dar, er wachse und nehme ab, er verändere sich, so wie der Körper sich verändere, und seinem Wesen nach sei er dem Körper nahezu gleich. Der Körper steht zum Geist im gleichen Verhältnis wie ein Fingernagel zum Körper. Der Nagel ist ein Teil des Körpers, aber er kann Hunderte von Malen abgeschnitten werden, während der Körper bestehenbleibt. Ebenso bleibt der Geist durch Äonen bestehen, während der Körper ‚abgeschnitten', abgestreift werden kann. Trotzdem kann der Verstand nicht unvergänglich sein, denn er wandelt sich in Wachstum und Zerfall. Was sich wandelt, kann nicht unvergänglich sein. Sicher ist der Verstand hervorgebracht worden, und das beweist schon, daß es etwas Höheres geben muß. Er kann nicht frei sein, weil alles, was an der Materie teilhat, innerhalb der Natur steht und daher ewig gebunden ist. Wer ist frei? Der Freie müßte jenseits von Ursache und Wirkung stehen. Wenn Sie behaupten, die Idee der Freiheit sei ein Wahn, dann behaupte ich dagegen, daß auch die Idee der Gebundenheit ein Wahn ist. Wir sind uns zweier Tatsachen bewußt, dic miteinander stehen oder fallen: das ist unsere Gebundenheit und unsere Freiheit. Wenn wir mit dem Kopf durch die Wand wollen und unser Kopf gegen die Wand stößt, erfahren wir, daß diese Wand uns eine Grenze setzt. Gleichzeitig erkennen wir eine Willenskraft in uns, und wir glauben, unseren Willen überall durchsetzen zu können. Bei jedem Schritt widerstreiten sich diese beiden Vorstellungen in uns. Wir müssen uns für frei halten und zugleich in jedem Augenblick erfahren, daß wir es nicht sind. Wenn die eine Vorstellung ein Wahn ist, dann muß es die andere auch sein, und wenn die eine richtig ist, dann ist es die andere auch, weil beide Vorstellungen sich auf das gleiche, nämlich den Verstand, stützen. Der *yogin* erklärt beides für richtig: daß wir gebunden sind, so weit der Verstand reicht, und daß wir frei sind, wo es sich um die Seele handelt. Es ist der *puruṣa* — das wahre Wesen des Menschen, die Seele — der über dem Gesetz der Kausalität steht. Seine Freiheit durchdringt in verschiedenen Formen die Schichten der Materie: als Verstand, Denkvermögen, usw. Es ist sein Licht, das durch alles hindurchscheint, denn der Verstand leuchtet nicht aus sich. Jedes Sinnesorgan hat sein eigenes Zentrum im Gehirn — es ist nicht so, daß alle Sinnesorgane ein gemeinsames Zentrum hätten — und jedes Sinnesorgan arbeitet getrennt für sich. Wieso stehen dann aber alle Wahrnehmungen in Einklang miteinander? Wo werden sie zur Einheit zusammengefaßt? Geschähe es im Gehirn, so müßte für alle Sinnesorgane — Augen, Nase, Ohren usw. — ein gemeinsames Zentrum vorhanden sein, während wir bestimmt wissen, daß jedes Sinnesorgan sein eigenes Zentrum besitzt. Ein Mensch kann aber gleichzeitig sehen und hören, so daß eine Einheit hinter dem Verstande stehen muß — der Verstand ist mit dem Gehirn verbunden — aber hinter dem Verstande steht noch der *puruṣa,* die Einheit, in der die verschiedenen Empfindungen und Wahrnehmungen sich sammeln und vereinigen. Die Seele selber ist der Mittelpunkt, in dem die verschiedenen Wahrnehmungen zusammenlaufen und geeint werden. Die Seele ist frei, und ihre Freiheit erinnert Sie jeden Augenblick daran, daß Sie selber frei sind. Sie verwechseln und vermengen diese Freiheit beständig mit Verstand und Denkvermögen. Sie suchen diese Freiheit dem Verstande zuzuschreiben, aber sofort belehrt die Natur Sie, daß Sie wieder im Irrtum sind. Daraus entsteht dieses Mischgefühl halber Freiheit und halber Gebundenheit. Der *yogin* analysiert beides, die Freiheit und die Bindung, und sein Nichtwissen schwindet. Er erkennt, daß der *puruṣa* frei und der Inbegriff jener Erkenntniskraft ist, die durch Vermittlung der *buddhi* zum Verstande wurde, der als solcher gebunden ist.

Tadartha eva dṛśyasyātmā.

21. „Seinem Wesen nach ist das Erfahrene für ihn, den Wahrnehmenden, bestimmt."

Die Natur leuchtet nicht aus sich. Solange der *puruṣa* ihr innewohnt, scheint sie zu leuchten, aber ihr Licht ist geborgt, so wie das Licht des Mondes Spiegelung ist. Den *yogins* zufolge sind alle Manifestationen der Natur durch sie selber bewirkt, doch die Natur verfolgt damit keinen anderen Zweck als den der Befreiung des *puruṣa.*

Kṛtārthaṃ prati naṣṭam apy anāṣṭaṃ tad-anya-sādhāraṇatvāt.

22. „Wenn sie auch dem zerstört ist, der sein Ziel erreichte, ist sie doch den anderen nicht zerstört, die an ihr noch teilhaben."

Alles Wirken der Natur dient dazu, die Seele ihr völliges Anderssein erkennen zu lassen. Wenn die Seele dies erkannte, übt die Natur keine Anziehungskraft mehr auf sie aus. Die ganze Natur schwindet aber nur dem Befreiten dahin. Es wird immer unzählige andere geben, für welche die Natur weiterhin wirksam ist.

Sva - svāmi - śaktyoḥ svarūpopalabdhi-hetuḥ saṃyogaḥ.

23. „Vereinigung ist die Ursache der Erkenntnis beider Mächte: des Erfahrenen und seines Herrn."

Diesem Aphorismus zufolge werden, wenn sie vereinigt sind, sowohl die Seelenkräfte als auch die Naturkräfte offenbar. Alle Manifestationen werden dadurch herausgestellt. Nichtwissen ist die Ursache dieser Vereinigung. Wir erleben es täglich, daß die Ursache unserer Freuden und Schmerzen stets unsere Vereinigung mit dem Körper ist. Wäre ich fest davon überzeugt, nicht dieser Körper zu sein, so dürfte ich keine Hitze, noch Kälte, noch sonst etwas der Art mehr empfinden. Dieser Körper stellt eine Verbindung dar. Es ist nur Einbildung, zu denken, ich hätte einen Körper, Sie hätten einen anderen und die Sonne hätte wieder einen anderen. Das Weltall ist ein einziges Meer von Materie, und Sie sind der Name für ein kleines Teilchen derselben, ich bin es für ein anderes und die Sonne ist es für wieder ein anderes. Wir wissen, daß diese Materie sich ständig wandelt und daß dasjenige, was das eine Mal der Sonne Gestalt gibt, vielleicht morgen den Baustoff unseres Körpers bildet.

Tasya hetur avidyā.

24. „Nichtwissen ist davon die Ursache."

Aus Nichtwissen sind wir die Verbindung mit einem bestimmten Körper eingegangen und haben uns dadurch dem Elend preisgegeben. Diese Körpervorstellung ist reiner Aberglaube; es ist Aberglaube, der uns glücklich oder unglücklich macht; es ist durch Nichtwissen entstandener Aberglaube, der uns Hitze und Kälte, Leid und Lust empfinden läßt. Unsere Sache ist es, uns über diesen Aberglauben zu erheben, und der *yogin* zeigt uns den Weg dazu. Es ist erwiesen, daß unter bestimmten geistigen Voraussetzungen ein Mensch sich verbrennen kann, ohne dabei Schmerzen zu empfinden. Die Schwierigkeit ist nur, daß ein solcher Aufschwung des Geistes wirbelsturmartig nur eine Minute anhält und schon in der nächsten wieder absinkt. Sollten wir aber durch den *yoga* seiner teilhaftig werden, so würde uns für alle Zeiten die Trennung des Selbst vom Körper gelingen.

Tad-abhāvāt saṃyogābhāvo hānaṃ tad dṛśeḥ kaivalyam.

25. „Fehlt jenes (Nichtwissen), so fehlt auch die Vereinigung, welche das Zu-Vermeidende ist; das bedeutet Unabhängigkeit für den Wahrnehmenden."

Der Philosophie des *yoga* zufolge entstand die Vereinigung der Seele mit der Natur durch Nichtwissen. Das Ziel ist unsere Befreiung von der Herrschaft der Natur; sie ist das Ziel aller Religionen. Jede Seele ist ihrem Wesen und Vermögen nach göttlich. Das Ziel ist die Offenbarung dieses innewohnenden Götlichen durch Beherrschung der äußeren und der inneren Natur. Erreichen Sie dies entweder durch Arbeit, oder durch Andacht, oder durch Kontrolle der seelischen Vorgänge, oder durch Philosophie, durch eines, oder einige davon, oder alle — und seien Sie frei. Das ist das Ganze der Religion. Lehrsätze oder Dogmen oder Riten oder Bücher oder Tempel oder Bräuche sind nur nebensächliches Beiwerk. Der *yogin* sucht dieses Ziel durch Beherrschung des Seelischen zu erreichen. Solange wir uns nicht von der Natur freimachen können, sind wir Sklaven, die ihren Befehlen gehorchen müssen. Der *yogin* behauptet, daß wer den Geist beherrsche, zugleich die Materie beherrsche. Die innere Natur steht viel höher als die äußere und ist viel schwerer zu erfassen und zu beherrschen. Wer daher die innere Natur bezwungen hat, der beherrscht das Weltall, das ihm dienstbar wird. *Rāja-yoga* schlägt uns nun Methoden vor, welche zu dieser Beherrschung führen. Höhere Kräfte der physischen Natur als die uns bekannten, müssen unterworfen werden. Unser Körper ist nur die äußere Schale der Denksubstanz. Es sind nicht zwei ganz verschiedene Dinge, sondern — wie die Auster und ihre Schale — nur zwei Aspekte eines und desselben. Die innere Substanz der Auster nimmt von außen Stoffe auf und bildet daraus die

Schale. Ebenso nehmen die subtilen Kräfte, die Denksubstanz heißen, von außen grobe Stoffe auf und bilden daraus diese äußere Schale des Körpers. Wenn wir nun das Innere beherrschen, ist es sehr leicht, auch das Äußere zu beherrschen. Wiederum sind diese Kräfte nicht verschieden voneinander, so daß etwa einige Kräfte physischer und andere geistiger Natur wären. Die physischen Kräfte sind nur die gröbere Manifestation der subtilen Kräfte, so wie die physikalische Welt nur die gröbere Manifestation der subtilen Welt ist.

Viveka-khyātir aviplavā hānopāyaḥ.

26. „Das Mittel, Nichtwissen zu zerstören, ist unaufhörliche Übung in der Unterscheidung."

Dies ist das wahre Ziel des Übens: zwischen dem Wirklichen und dem Unwirklichen zu unterscheiden, in der Erkenntnis, daß der *puruṣa* an der Natur nicht teilhat, daß er weder Natur noch Denksubstanz ist und sich — da er an der Natur nicht teilhat — unmöglich verändern kann. Nur die Natur verändert sich, indem sie beständig verknüpft, wiederverknüpft und auflöst. Wenn wir durch beständiges Üben zu unterscheiden beginnen, wird das Nichtwissen schwinden und der *puruṣa* in seinem wahren Wesen erstrahlen: als allwissend, allmächtig und allgegenwärtig.

Tasya saptadhā prānta-bhūmiḥ prajñā.

27. „Er wird erkannt auf den siebenfach höchsten Stufen.“

Diese Erkenntnis vollzieht sich gleichsam auf sieben Entwicklungsstufen, und ist die erste dieser Stufen erreicht, so wissen wir, daß unser Erkenntnisvollzug beginnt. Auf der ersten Stufe werden wir alles Wissenswerte kennengelernt haben, und unser Geist wird nicht länger ruhelos sein. Solange wir wissen, daß wir nach Erkenntnis dürsten, suchen wir bald hier bald dort in der Hoffnung, der Wahrheit etwas auf die Spur zu kommen und wenn es vergeblich war, sind wir unzufrieden und suchen anderswo. Alles Suchen ist vergeblich, solange wir nicht merken, daß dieses Wissen uns selber innewohnt, daß niemand uns helfen kann, wir uns vielmehr selber helfen müssen. Wenn wir das Unterscheidungsvermögen in uns zu entwickeln beginnen, wird das erste Zeichen dafür, daß wir der Wahrheit näherkommen, das Schwinden jener Unzufriedenheit sein. Wir werden fest davon überzeugt sein, die Wahrheit, und nichts als die Wahrheit, gefunden zu haben. Dann dürfen wir gewiß sein, daß die Sonne im Aufgehen ist und der Tag für uns anbricht, und mit frischem Mut müssen wir dann ausharren bis das Ziel erreicht ist. Die zweite Stufe wird durch das Fehlen aller Leiden gekennzeichnet sein. Nichts in der Welt kann uns mehr Leiden bereiten, weder außen, noch innen. Auf der dritten Stufe gelangt man zu vollkommener Erkenntnis. Uns wird Allwissenheit zuteil werden. Auf der vierten werden wir, durch Unterscheidung, aller Pflichten ledig werden. Dann kommt, was die Freiheit des *citta* genannt wird. Wir werden erleben, daß alle Schwierigkeiten und Kämpfe, alle Schwankungen des Geistes sich von uns ablösen, so wie ein Stein vom Bergesgipfel, der zu Tal rollt und nie wieder hinaufgelangen kann. Das nächste wird sein, daß das *citta* selber erlebt, daß es sich in seine Urbestandteile auflöst, sooft wir nur wollen. Schließlich werden wir erkennen, daß wir in unserem Selbst festgegründet sind und für uns bestanden seitdem die Welt besteht, so daß weder der Körper, noch die Denksubstanz uns je verwandt waren oder sich gar mit uns vereinigten. Sie arbeiteten auf ihre Weise und wir verbanden uns ihnen nur aus Nichtwissen. Wir aber standen allein — allmächtig, allgegenwärtig und ewigglückselig — und unser eigenes Selbst war so rein und vollkommen, daß wir nach nichts anderem Verlangen trugen. Es fehlte uns nichts zu unserem Glück, weil wir die Glückseligkeit selber waren. Wir werden finden, daß diese Erkenntnis von nichts abhängig ist; es kann nirgendwo in der Welt etwas geben, das in unserer Erkenntnis nicht aufstrahlen würde. Das wird die letzte Stufe sein, und der *yogin* wird, nachdem er Frieden und Ruhe gefunden hat, nie mehr irgendwelchen Schmerz empfinden, keine Enttäuschungen erfahren, in keine Not mehr geraten. Er wird wissen, daß er ewig-glückselig, ewig-vollkommen und allmächtig ist

Yogāṅgānuṣṭhānād aśuddhi-kṣaye jñāna-dīptir ā viveka-khyāteḥ.

28. „Wenn durch Übung der verschiedenen Glieder des *yoga* die Schlacken beseitigt sind, steigert sich die Leuchtkraft der Erkenntnis bis zur Unterscheidung.“

Nun folgt die praktische Anwendung des Erkannten. Das soeben Besprochene ist ein viel Höheres. Es übersteigt unser Denkvermögen, ist das uns vorschwebende Ideal. Zuerst müssen wir zur Beherrschung des Körpers und Geistes gelangen. Dann wird die Verwirklichung des Ideales, wenn es einmal erkannt wurde, sich stetig vollziehen. Es brauchen nur noch die Methoden angewandt zu werden. die zu seiner Verwirklichung führen.

Yama-niyamāsana-prāṇāyāma-pratyāhāra-dhāraṇā-dhyāna-samādhayo 'ṣṭāv aṅgāni.

29. „*Yama, niyama, āsana, prāṇāyāma, pratyāhāra, dhāraṇā, dhyāna* und *samādhi* sind die acht Glieder des *yoga*.“

Ahimṣā - satyāsteya - brahmacaryāparigrahā yamāḥ.

30. „Nicht-Töten, Wahrhaftigkeit, Nicht-Stehlen, Enthaltsamkeit und Nicht-Annehmen wird *yama* genannt.“

Die Seele ist geschlechtslos. Warum sollte sie sich durch die Vorstellung von einem Geschlecht erniedrigen? Wer ein vollkommener *yogin* sein will, muß die Vorstellung von einem Geschlecht aufgeben. Wir werden später besser verstehen, weshalb diese Vorstellungen aufzugeben sind. Der Mensch, der Geschenke annimmt, steht geistig unter dem Einfluß des Gebers, und sehr wahrscheinlich wird der Empfänger dadurch verdorben werden. Das Annehmen von Geschenken ist dazu angetan, die geistige Unabhängigkeit zu zerstören und uns zu versklaven. Nehmen Sie daher keine Geschenke an.

Ete jāti-deśa-kāla-samayānavacchinnāḥ sārvabhaumā mahā-vratam.

31. „Dieses sind, nicht unterbrochen durch Zeit, Ort, Umstände und Kastengesetze, (allgemeine) große Gelübde."

Diese Übungen des Nicht-Tötens, der Wahrhaftigkeit, des Nicht-Stehlens, der Keuschheit und des Nicht-Annehmens sind von jedem Mann, jeder Frau und jedem Kind zu üben, von jeder Seele, unabhängig von Nationalität, Vaterland, oder Stellung.

Śauca-saṃtoṣa-tapaḥ-svādhyāyeśvara-praṇidhānāni niyamāḥ.

32. „Innere und äußere Reinigung, Zufriedenheit, Kasteiung, Studium und Gottesdienst sind die *niyamas*."

Äußere Reinigung bedeutet Reinhalten des Körpers; ein schmutziger Mensch wird nie zum *yogin* werden. Es bedarf auch der inneren Reinigung. Diese wird durch Eigenschaften wie die in Kap: I. Aph. 33 aufgezählten erlangt. Selbstverständlich ist die innere Reinheit wertvoller als die äußere aber beide sind notwendig, denn ohne äußere Reinheit würde die innere nichts nützen.

Vitarka-bādhane pratipakṣa-bhāvanam.

33. „Um Gedanken zurückzudrängen, die dem *yoga* schädlich sind, sollten entgegengesetzte wachgerufen werden."

Auf folgende Weise üben wir uns in den angeführten Eigenschaften. Wenn z. B. eine große Zorneswelle in uns aufsteigt, wie können wir ihrer Herr werden? Dadurch, daß wir eine entgegengesetzte Welle aufsteigen lassen. Denken Sie an Liebe. Zuweilen zürnt eine Frau ihrem Mann, und indem kommt ihr Kindchen ins Zimmer gerannt und sie küßt es. Dadurch legt sich die erste Welle und eine neue erhebt sich: die Liebe zu dem Kinde. Diese Welle drängt die andere zurück, denn Liebe ist der Gegenpol des Zornes. Ebenso sollte, wenn der Gedanke an Diebstahl aufsteigt, an Nicht-Stehlen gedacht werden, oder wenn der Gedanke an das Annehmen von Geschenken aufsteigt, derselbe durch einen entgegengesetzten ersetzt werden.

Vitarkā hiṃsādayaḥ kṛta-kāritānumoditā lobha-krodha-moha-pūrvakā mṛdu-madhyādhimātrā duḥkhājñānānanta-phalā iti pratipakṣa-bhāvanam.

34. „Hindernisse für den *yoga* sind: Töten, Unwahrhaftigkeit, usw., ob sie nun — begangen, verursacht oder gebilligt — aus Geiz, Zorn oder Nichtwissen entstanden und leicht, mittelschwer, oder schwer sind; und haben unendliches Nichtwissen und Elendsein zur Folge. Dies ist (die Methode), das Gegenteil zu denken."

Wenn ich lüge, oder einen anderen dazu verleite, oder es billige, daß ein anderer lügt, ist es gleichermaßen Sünde. Selbst wenn es nur eine leichte Lüge ist, bleibt es eine Lüge. Jeder häßliche Gedanke wird zurückprallen, alle Haßgedanken, die Sie je hegten, und sei es auch in einer Höhle gewesen, haben sich angesammelt und werden eines Tages mit ungeheurer Gewalt als irgendeine irdische Not zu Ihnen zurückkehren. Wenn Sie Haß und Neid ausstrahlen, werden sie Ihnen mit Zins und Zinseszins heimgezahlt werden. Keine Macht der Welt vermag es abzuwenden, denn haben Sie sie erst einmal in Bewegung gesetzt, müssen Sie auch die Folgen tragen. Der Gedanke daran wird Sie vor bösem Tun bewahren.

Ahiṃsā - pratiṣṭhāyāṃ tat - saṃnidhau vaira-tyāgaḥ.

35. „Steht er im Nicht-Töten gegründet, so hört in seiner Gegenwart alle Feindschaft (in anderen) auf."

Hat ein Mensch das Ideal des Nicht-Schädigens anderer, so werden in seiner Gegenwart selbst wilde Tiere zahm werden. In Gegenwart eines solchen *yogin* werden der Tiger und das Lamm miteinander spielen. Erst wenn Sie das erreicht haben, werden Sie wissen, daß Sie im Nicht-Schädigen fest gegründet sind.

Satya-pratiṣṭhāyāṃ kriyā-phalāśrayatvam.

36. „Ist der *yogin* in der Wahrhaftigkeit fest gegründet, so erlangt er das Vermögen, für sich und andere ohne Werke die Früchte der Werke zu ernten."

Wenn Sie in dieser Kraft der Wahrhaftigkeit stehen, werden Sie selbst im Traum nie die Unwahrheit sagen. Sie werden in Gedanken, Worten und Werken wahrhaftig sein. Alles was Sie sagen wird die Wahrheit sein. Sie können einem Menschen sagen: ‚sei gesegnet', und er wird gesegnet sein. Wenn ein Mensch krank ist und Sie ihm sagen: ‚sei gesund', so wird er sofort gesund sein.

Asteya-pratiṣṭhāyāṃ sarva-ratnopasthā-nam.

37. „Ist der *yogin* im Nicht-Stehlen fest gegründet, so strömt ihm aller Reichtum zu."

Je mehr Sie die Natur fliehen, desto beharrlicher wird sie Ihnen folgen, und wenn Sie sich gar nicht um sie kümmern, wird sie zu Ihrer Sklavin werden.

Brahmacarya - pratiṣṭhāyāṃ vīrya - lābhaḥ.

38. „Durch festen Stand in der Enthaltsamkeit wird Kraft gewonnen."

Das Gehirn des geschlechtlich Enthaltsamen verfügt über ungeheure Energien und Willenskräfte. Ohne Keuschheit ist keine Geisteskraft möglich. Enthaltsamkeit verleiht in wunderbarer Weise Herrschaft über die Menschen. Die geistigen Führer der Menschheit sind stets enthaltsam gewesen, und das gab ihnen Macht. Deshalb muß ein *yogin* enthaltsam sein.

Aparigraha - sthairye janma - kathaṃtā-saṃbodhaḥ.

39. „Hat er festen Stand im Nicht-Annehmen, so erlangt er die Erinnerung an früheres Dasein."

Wenn ein Mensch keine Geschenke annimmt, verpflichtet er sich nicht anderen, sondern bleibt unabhängig und frei. Seine Gesinnung läutert sich, denn wahrscheinlich würde er mit jedem Geschenk das Schlechte des Gebers mitempfangen. Wenn er nichts annimmt, läutert sich seine Gesinnung, und als erste geistige Kraft wird ihm die Erinnerung an früheres Dasein zuteil. Dann erst steht der *yogin* unerschütterlich zu seinem Ideal. Er erkennt, daß er viele Male kam und ging, und deshalb ist er fest entschlossen, dieses Mal frei zu werden, nicht länger diesem Kommen und Gehen unterworfen und Sklave der Natur zu sein.

Śaucāt svāṅga-jugupsā parair asaṃsargaḥ.

40. „Hat er innere und äußere Reinheit erlangt, so empfindet er Abscheu vor dem eigenen Körper und meidet den Verkehr mit anderen."

Wenn eine wirkliche äußere und innere Reinigung des Körpers stattfand, ist die Folge eine Vernachlässigung desselben, und der Gedanke, ihn zu schmücken, vergeht. Ein Antlitz, das andere überaus schön finden, wird dem *yogin* rein animalisch erscheinen, wenn sich keine Intelligenz darin ausdrückt, und ein anderes, das allgemein als ein sehr gewöhnliches Gesicht gilt, wird er für ein himmlisches halten, wenn es durchgeistigt ist. Diese Körpersucht ist die größte Pest des menschlichen Lebens. Deshalb ist das erste Anzeichen für einen festen Stand in der Reinheit, daß Sie sich nicht mit dem Körper identifizieren möchten. Erst wenn wir rein wurden, können wir uns von der Körpervorstellung freimachen.

Sattvaśuddhi-saumanasyaikāgryendriyajayātma-darśana-yogyatvāni ca.

41. „Auch entsteht Läuterung des *sattva*, Heiterkeit des Gemütes, Konzentration, Unterjochung der Sinnesorgane und Tauglichkeit, das Selbst zu verwirklichen."

Durch Übung in der Reinheit, gewinnt das *sattva* die Oberhand, und der Geist wird gesammelt und heiter. Das erste Anzeichen dafür, daß Sie religiös werden, ist, daß Sie heiter werden. Ein verdrießlicher Mensch hat vielleicht eine Verdauungsstörung, aber keine Religiosität. Ein freudiges Gefühl entspricht dem Wesen des *sattva*. Dem aus *sattva* gebildeten Menschen ist alles Freude, und wenn Sie das erfahren, können Sie Ihres Fortschrittes im *yoga* sicher sein. Alles Leid entsteht durch *tamas;* deshalb müssen Sie sich von diesem befreien. Mürrisches Wesen ist eine der Wirkungen des *tamas*. Nur der Starke, der Kraftvolle, der Junge, der Gesunde, der Wagemutige eignen sich zum *yogin*. Dem *yogin* ist alles Glückseligkeit; jedes Menschenantlitz, das er erblickt, macht ihn froh. Daran erkennt man den sittenreinen Menschen. Not ist verursacht durch Sünde und hat keine andere Ursache. Was soll ein finsteres Gesicht? Es ist etwas Schreckliches. Tragen Sie eines zur Schau, dann bleiben Sie an dem Tage zu Hause und schließen Sie sich in Ihr Zimmer ein. Was gibt Ihnen das Recht, diese Krankheit in die Welt hinauszutragen? Wenn Ihr Geist beherrscht ist, können Sie den ganzen Körper beherrschen. Statt Sklave dieser Maschine zu sein, machen Sie dieselbe zu Ihrem Sklaven. Statt daß diese Maschine die Seele herabzieht, wird sie zu ihrer treuesten Gehilfin.

Saṃtoṣād anuttamaḥ sukha-lābhaḥ.

42. „Aus Zufriedenheit erwächst die höchste Glückseligkeit."

Kāyendriya-siddhir aśuddhi-kṣayāt tapasaḥ.

43. „Als Folge der Kasteiung strömen den Sinnesorganen und dem Körper durch Beseitigung der Unreinheit verborgene Kräfte zu."

Die Folgen der Kasteiung machen sich sofort bemerkbar, manchmal als gesteigerte visionäre Kraft, als Fähigkeit des Fernhörens, usw.

Svādhyāyād iṣṭa-devatā-saṃprayogaḥ.

44. „Durch Wiederholung des *mantra* wird die erwählte Gottheit verwirklicht."

Je höher die Wesen stehen, die Sie erreichen möchten, desto intensiver muß die Übung sein.

Samādhi-siddhir īśvara-praṇidhānāt.

45. „Durch völlige Hingabe an *īśvara* entsteht *samādhi.*"

Durch Gott-Ergebenheit wird der *samādhi* vollkommen.

Sthira-sukham āsanam.

46. „Sitzhaltung ist, was fest und angenehm ist."

Jetzt wird die Sitzhaltung *(āsana)* erklärt. Bevor Sie nicht einen festen Sitz gefunden haben, können Sie keine Atemübungen, oder sonstige Übungen, ausführen. Festigkeit des Sitzes bedeutet, daß Sie den Körper überhaupt nicht spüren. Für gewöhnlich werden sich schon nach ein paar Minuten des Sitzens alle möglichen körperlichen Störungen bei Ihnen bemerkbar machen, doch wenn Sie erst die Vorstellung, ein Körper zu sein, überwunden haben, werden Sie jedes Körpergefühl verlieren. Sie werden weder Lust noch Schmerz mehr empfinden. Wenn Sie Ihren Körper dann wieder in Besitz nehmen, wird er völlig ausgeruht sein. Dies ist die einzige wirkliche Ruhe, die Sie dem Körper verschaffen können. Wenn es Ihnen gelang, den Körper in die Gewalt zu bekommen und ihm Stetigkeit zu verleihen, wird auch Ihr Üben stetig sein. Durch Störungen Ihres Körpers werden dagegen auch Ihre Nerven gestört sein, und Sie werden sich nicht konzentrieren können.

Prayatna - śaithilyānanta - samāpatti-bhyām.

47. „Durch Verminderung der natürlichen Neigung (zu Rastlosigkeit) und durch Meditation über das Grenzenlose (wird die Sitzhaltung fest und ungezwungen)."

Wir können durch den Gedanken an das Unendliche zu einer festen Sitzhaltung gelangen. Wir können nicht über das Absolut-Unendliche nachdenken, aber wir können z. B. an den unendlichen Himmel denken.

Tato dvaṃdvānabhighātaḥ.

48. „Ist die Sitzhaltung errungen, hindern die Dualitäten nicht mehr."

Die Dualitäten: gut — böse, Hitze — Kälte, und alle übrigen Gegensatzpaare, werden Sie dann nicht mehr stören.

Tasmin sati śvāsa-praśvāsayor gati-vicchedaḥ prāṇāyāmaḥ.

49. „Dem folgt die Beherrschung der Bewegung des Aus- und Einatmens."

Nachdem die Sitzhaltung errungen wurde, muß die Bewegung des *prāṇa* gebändigt und beherrscht werden. Damit gelangen wir zum *prāṇāyāma*, der Beherrschung der vitalen Kräfte im Körper. *Prāṇa* ist nicht Atem, obgleich er für gewöhnlich so übersetzt wird. Er ist die Summe aller kosmischen Kräfte, die Kraft, die jedem Körper innewohnt, und seine sichtbarste Manifestation ist die Atembewegung der Lungen. Im Einatmen wird diese durch den *prāṇa* verursacht, und das suchen wir im *prāṇāyāma* zu beherrschen. Wir beginnen mit der Atembeherrschung, weil sie die einfachste Art ist, zur Beherrschung des *prāṇa* zu gelangen.

Bāhyābhyantara-stambha-vṛttir deśa-kāla - saṃkhyābhiḥ paridṛṣṭo dīrgha - sūkṣmaḥ.

50. „Ihre Modifikationen sind entweder äußerlich, oder innerlich, oder bewegungslos, durch Ort, Zeit und Anzahl reguliert und entweder langanhaltend oder kurz."

Die drei Arten der Bewegung des *prāṇa* sind: erstens das Einatmen, zweitens das Ausatmen und drittens das Zurückbehalten der Luft in den Lungen, oder das Verhindern ihres Eindringens in dieselben. Dieser Atemrhythmus ist wiederum nach Ort und Zeit verschieden. Ort bedeutet hier das Festhalten des *prāṇa* in einem bestimmten Teil des Körpers, Zeit, wie lange der *prāṇa* an einer bestimmten

Stelle festzuhalten ist. So wird vorgeschrieben, wieviele Sekunden die eine Bewegung und wieviele eine andere dauern soll. Die Wirkung dieses *prāṇāyāma* soll *udghāta*, die Erweckung der *kuṇḍalinī* sein.

Bāhyābhyantara-viṣayākṣepī caturthaḥ.

51. „Die vierte Atembewegung besteht im Zurückhalten des *prāṇa* durch Nachdenken über äußere oder innere Gegenstände."

Dies ist die vierte Art *prāṇāyāma*, durch die in langwährender Übung, die von Nachdenken begleitet ist, das bei den drei anderen Arten fehlt, *kumbhaka* erzielt wird.

Tataḥ kṣīyate prakāśāvaraṇam.

52. „Dadurch wird das den Glanz des *citta* Verhüllende fortgezogen."

Dem *citta* wohnt von Natur alle Erkenntnis inne. Er besteht aus Teilchen *sattva*, ist aber mit Teilchen *rajas* und *tamas* zugedeckt. Durch den *prāṇāyāma* wird diese Hülle entfernt.

Dhāraṇāsu ca yogyatā manasaḥ.

53. „Das Denkorgan wird zur *dhāraṇā* tauglich."

Nachdem diese Hülle entfernt wurde, sind wir zur Konzentration des Denkorganes imstande.

Sva-viṣayāsamprayoge citta-svarūpānukāra ivendriyāṇāṃ pratyāhāraḥ.

54. „Das Zurückziehen der Sinnesorgane vollzieht sich durch ihr Preisgeben der eigenen Objekte und durch ihr Annehmen gleichsam der Gestalt der Denksubstanz."

Die Sinnesorgane sind besondere Formen der Denksubstanz. Ich sehe z. B. ein Buch; die Form ist nicht dem Buch selber eigen, sondern in der Denksubstanz vorgebildet. Etwas von außen ruft diese Form auf, aber die wirkliche Form befindet sich im *citta*. Die Sinnesorgane identifizieren sich mit allem, was sich ihnen nur bietet und eignen sich dessen Form an. Wenn Sie die Denksubstanz daran hindern können, sich diese Form anzueignen, wird das Denkorgan unbewegt bleiben. Dies wird *pratyāhāra* genannt.

Tataḥ paramā vaśyatendriyāṇam.

55. „Daraus erwächst höchste Beherrschung der Sinnesorgane."

Wenn es dem *yogin* gelang, die Sinnesorgane daran zu hindern, die Form äußerer Objekte anzunehmen, und sie in Einheit mit der Denksubstanz zu erhalten, gelangt er zur vollkommenen Beherrschung der Sinnesorgane. Sind die Sinnesorgane völlig beherrscht, so wird jeder Muskel und Nerv es sein, weil die Sinnesorgane die Zentren aller Empfindungen und aller Taten sind. Diese Sinnesorgane sind eingeteilt in Arbeitsorgane und Empfindungsorgane. Wenn der *yogin* sie beherrscht, kann er alles Empfinden und Tun beherrschen, er bekommt den ganzen Körper in seine Gewalt. Dann erst beginnt man, sich seines Daseins zu freuen; dann darf man mit Recht sagen: „Gesegnet der Tag, an dem ich geboren wurde." Haben wir diese Beherrschung der Sinnesorgane erlangt, so werden wir erfahren, wie wunderbar unser Körper in Wirklichkeit ist.

3. KAPITEL

PSYCHISCHE KRÄFTE

Wir gelangen jetzt zu dem Kapitel, in dem die Kräfte des *yoga* erklärt werden.

Deśa-bandhaś cittasya dhāraṇā.

1. „*Dhāraṇā* ist das Gerichtethalten der Denksubstanz auf einen bestimmten Gegenstand."

Dhāraṇā (Konzentration) besteht in dem Gerichtetsein der Denksubstanz auf einen einzigen Gegenstand, entweder im Körper, oder außerhalb des Körpers, und im Verharren darin.

Tatra pratyayaikatānatā dhyānam.

2. „Bildet dies einen ununterbrochenen Erkenntnisstrom, so ist dies *dhyāna*."

Die Denksubstanz sucht einen einzigen Gegenstand zu erfassen und sich auf einen bestimmten Punkt gerichtet zu halten, etwa oben auf den Kopf, auf das Herz, usw. Wenn es ihr gelänge, die Empfindungen nur durch diesen Körperteil zu empfangen und durch keinen anderen, wäre dies *dhāraṇā*, und wenn es ihr gelänge, in diesem Zustande zu verharren, wäre es *dhyāna* (Meditation).

Tad evārthamātra-nirbhāsam svarūpa-śūnyam iva samādhiḥ.

3. „Wenn dieses, alle Formen verlassend, nur noch den Sinn widerspiegelt, ist es *samādhi.*"

Samādhi entsteht, wenn in der Meditation das Gestaltete oder das Äußere verlassen wird. Angenommen, ich meditierte über ein Buch und es sei mir allmählich gelungen, mich darauf zu konzentrieren, so daß ich nur noch die inneren Empfindungen, den Sinn, der sich in keiner Form ausdrückt, wahrnähme, so würde dieses Stadium des *dhyāna samādhi* heißen.

Trayam ekatra saṃyamaḥ.

4. „(Diese) drei, im Hinblick auf einen einzigen Gegenstand(geübt), sind *saṃyama.*"

Wenn ein Mensch die Denksubstanz auf einen bestimmten Gegenstand lenken, sie darauf fixieren und dann längere Zeit darauf gerichtet halten kann, so daß er das Äußere dieses Gegenstandes von seinem inneren Teil trennt, ist dies *saṃyama,* oder auch *dhāraṇā, dhyāna* und *samādhi,* die sich folgen und eine Einheit bilden. Die Form des Gegenstandes ist geschwunden, und nur seine Bedeutung blieb in der Denksubstanz zurück.

Taj-jayāt prajñālokaḥ.

5. „Wenn dies errungen wird, entzündet sich das Licht der Erkenntnis."

Wem die Bildung diese *saṃyama* gelingt, der bekommt alle psychischen Kräfte in seine Gewalt. Dies ist das machtvolle Instrument des *yogin.* Es gibt unendlich viele Erkenntnisobjekte, die in die groben, gröberen und gröbsten und in die subtilen, subtileren und substilsten usw. zerfallen. Dieser *saṃyama* sollte zunächst nur auf die groben Objekte Anwendung finden, und erst wenn Sie etwas von diesem Groben kennenlernten, sollten Sie ihn auf subtilere Objekte richten.

Tasya bhūmiṣu viniyogaḥ.

6. „Das sollte stufenweise Anwendung finden."

Dieses ist eine Warnung, nicht zu schnell vorzugehen.

Trayam antaraṅgaṃ pūrvebhyaḥ.

7. „Diese drei sind mehr innerlicher Natur als die vorhergehenden."

Voran gingen: *pratyāhāra, prāṇāyāma, āsana, yama* und *niyama;* sie sind nur die Außenseite der Dreiheit *dhāraṇā, dhyāna, samādhi.* Wenn ein Mensch diese erlangt hat, kann er vielleicht zu Allwissenheit und Allmacht gelangen, aber das würde nicht Erlösung für ihn bedeuten. Diese drei würden den Geist nicht *nirvikalpa,* unveränderlich, werden lassen, vielmehr den Samen neuer Verkörperungen bergen. Erst wenn der Same „geröstet" ist, wie der *yogin* sagt, verliert er die Fähigkeit, weiterhin Pflanzen hervorzubringen. Die vorhin genannten Kräfte vermögen nicht, den Samen zu „rösten".

Tad api bahiraṅgaṃ nirbījasya.

8. „Doch selbst sie stehen noch außerhalb des samenlosen *(samādhi)*."

Verglichen mit jenem samenlosen *samādhi* sind deshalb sogar diese äußerlicher Natur. Wir haben noch nicht den wirklichen *samādhi* erreicht, das Höchste, sondern erst eine niedrigere Stufe, auf der das Weltall noch so vorhanden ist wie wir es wahrnehmen und worin alle diese Kräfte noch wirksam sind.

Vyutthāna - nirodha - saṃskārayor abhibhava-prādurbhāvau nirodha-kṣaṇa-cittānvayo nirodha-pariṇāmaḥ.

9. „Durch Unterdrückung der verwirrten Eindrücke der Denksubstanz und durch Aufsteigen-lassen beherrschter Eindrücke, soll diejenige Denksubstanz, die im Zustande der Beherrschung verharrt, zur Modifikation der Beherrschung gelangen."

Das heißt, daß in diesem ersten Stadium des *samādhi* die Modifikationen der Denksubstanz zwar beherrscht, doch nicht völlig beherrscht sind, denn wäre dies der Fall, so gäbe es keine Modifikationen mehr. Gibt es aber noch eine Modifikation, die die Denksubstanz dazu drängt, durch die Sinne nach außen zu stürzen, und versucht der *yogin,* sie zu beherrschen, so wird schon diese Beherrschung eine Modifikation sein. Eine Welle wird durch eine andere in Schach gehalten werden, so daß es kein wirklicher *samādhi* sein wird, in dem alle Wellen sich legen, da die Beherrschung selber noch eine Welle ist. Dieser niedrigere *saṃādhi* ist aber dem höheren *samādhi* viel näher als der Zustand des Hervorsprudelns der Denksubstanz.

Tasya praśānta-vāhitā saṃskārāt.

10. „Ihr Dahinströmen wird ruhevoll durch Gewohnheit."

Der Strom dieser fortwährenden Beherrschung der Denksubstanz wird ruhevoll, wenn sie tagtäglich geübt wird, und die Denksubstanz wird dann zu ständiger Konzentration fähig sein.

Sarvārthataikāgratayoḥ kṣayodayau cittasya samādhi-pariṇāmaḥ.

11. „Werden die beiden Kräfte des Umfassens aller möglichen Objekte, und der Konzentration auf ein einziges, zerstört, beziehungsweise offenbart, so erlangt das *citta*

die Modifikation, die *samādhi* genannt wird."

Die Denksubstanz ergreift verschiedene Objekte und stürzt sich in alles mögliche. Das ist die niedrigere Stufe. Auf einer höheren befaßt sich die Denksubstanz mit einem einzigen Gegenstand, unter Ausschluß aller übrigen Objekte, und das Ergebnis ist *samādhi.*

Tataḥ punaḥ śāntoditau tulya-pratyayau cittasyaikāgratā-pariṇāmaḥ.

12. „Das Auf-eines-Gerichtetsein des *citta* ist dann erreicht, wenn der vergangene und der gegenwärtige Eindruck sich gleich sind."

Woran können wir erkennen, daß Konzentration erreicht wurde? Am Schwinden des Zeitbegriffes. Je mehr Zeit unbemerkt verstreicht, desto tiefer ist die Konzentration. Im täglichen Leben machen wir oft die Erfahrung, daß wir z. B. über dem Lesen eines uns fesselnden Buches die Zeit vergessen und erstaunt sind, wieviel Zeit verstrichen ist, wenn wir es aus der Hand legen. Alle Zeit wird bestrebt sein, in der gegenwärtigen stillzustehen. Deshalb wird die Definition gegeben, daß Konzentration erreicht ist, wenn Vergangenheit und Gegenwart zusammenflossen *).

*) Der Unterschied zwischen den drei Arten der Konzentration, wie sie in den Aphorismen 9, 11 und 12 dargestellt werden,

Etena bhūtendriyeṣu dharma-lakṣaṇā-vasthā-pariṇāmā vyākhyātāḥ.

13. „Das erklärt die dreifache Verwandlung von Form, Zeit und Zustand innerhalb der subtilen oder der groben Materie und der Sinnesorgane."

An den dreifachen Veränderungen innerhalb der Denksubstanz in bezug auf Gestalt, Zeit und Zustand, werden die entsprechenden Veränderungen innerhalb der groben und der subtilen Materie und der Sinnesorgane erklärt. Nehmen Sie z. B. ein Stück Gold, das erst zu einem Armreifen und danach zu einem Ohrring verarbeitet wird. Das sind die Veränderungen der Gestalt. Der gleiche Vorgang, von der Zeit her betrachtet, zeigt uns die Veränderung der Zeit. Dann kann der Armreif oder der Ohrring wiederum glänzend oder matt, dick oder dünn sein, usw., was die Veränderung des Zustandes wäre. Nun verwandelt sich die Denksubstanz (siehe Aph. 9, 11 u. 12) in *vṛttis,* was der Veränderung der Gestalt entspräche. Daß sie Vergangenheit, Gegenwart und

---

ist folgender: In der ersten Konzentration werden die verwirrten Eindrücke bloß zurückgehalten, aber noch nicht völlig von den neu hinzukommenden beherrschten Eindrücken ausgelöscht. In der zweiten werden die früheren Eindrücke durch die späteren völlig unterdrückt, die stark hervortreten, während es sich in der dritten, welche die höchste ist, nicht mehr um Unterdrückung handelt, sich in ihr vielmehr nur gleichartige Eindrücke ununterbrochen folgen.

Zukunft durchmißt, ist Veränderung bezüglich der Zeit. Daß die Intensität der Eindrücke innerhalb eines bestimmten Zeitraumes wechselt, sagen wir in der Gegenwart, ist Veränderung bezüglich des Zustandes. Die in den vorhergehenden Aphorismen gelehrten Konzentrationsübungen sollten dem *yogin* zu einer willkürlichen Beherrschung dieser Veränderungen seiner Denksubstanz verhelfen, denn nur durch diese Beherrschung wird es ihm möglich sein, die in III, 4 genannten *saṃyamas* auszuführen.

Śāntoditāvyapadeśya-dharmānupātī dharmī.

14. „Was Veränderungen unterworfen ist, seien es nun vergangene, gegenwärtige oder zukünftige, ist das Modifizierte."

Das heißt, das Modifizierte ist die Substanz, die dem Einfluß der Zeit und der *saṃskāras* unterworfen ist, und sich beständig verändert und manifestiert.

Kramānyatvaṃ pariṇāmānyatve hetuḥ.

15. „Die Aufeinanderfolge von Veränderungen ist die Ursache vielfältiger Entwicklung."

Pariṇāma-traya-saṃyamād atītānāgata-jñānam.

16. „Durch Anwendung des *saṃyama* auf die drei Arten von Veränderungen, entsteht das Wissen um Vergangenheit und Zukunft."

Wir dürfen die erste Erklärung von *saṃyama* nicht aus dem Auge verlieren. Hat die Denksubstanz jenen Zustand erreicht, in dem sie sich mit dem von dem Gegenstande hinterlassenen inneren Eindruck identifiziert und vom äußeren abläßt, so wird jener, infolge langer Übung, von der Denksubstanz zurückbehalten, und wenn die Denksubstanz sich im Nu wieder in jenen Zustand versetzen kann, ist das *saṃyama*. Möchte jemand in diesem Zustande Vergangenheit und Zukunft kennenlernen, so muß er einen *saṃyama* auf die Veränderung der *saṃskāras* (III, 13) anwenden. Von diesen sind einige eben jetzt wirksam, einige haben ihr Werk vollendet, und einige warten darauf, wirksam zu werden. Indem er ein *saṃyama* auf sie anwendet, werden ihm Vergangenheit und Zukunft offenbar.

Śabdārtha-pratyayānām itaretarādhyāsāt saṃkaras tat-pravibhāga-saṃyamāt sarva-bhūta-ruta-jñānam.

17. „Durch Anwendung des *saṃyama* auf Wort, Bedeutung und Erkenntnis, die für gewöhnlich vermischt sind, entsteht Wissen um alle tierischen Laute."

Das Wort ist der äußere Anlaß, der Wortsinn ist die innere Schwingung, die durch die Kanäle der *indriyas* zum Gehirn wandert, die äußeren Eindrücke dem Gehirn übermittelnd, während Erkenntnis die Reaktion des Denkorganes ist, durch welche eine Vorstellung entsteht. Diese drei vereinigt, bilden unsere Sinnesobjekte. Angenommen, ich höre ein Wort. Zuerst entsteht die äußere Schwingung, dann wird die innere Empfindung dem Denkorgan durch das Gehörorgan übermittelt, das Denkorgan reagiert darauf, und ich verstehe das Wort. Dieses Wort, das ich verstehe, ist eine Mischung der drei: von Schwingung, Empfindung und Reaktion. Für gewöhnlich sind die drei untrennbar, doch durch Übung vermag der *yogin* sie zu trennen. Erreicht dies ein Mensch, wenn er den *saṃyama* auf einen beliebigen Laut anwendet, so wird er des Sinnes, den dieser Laut ausdrücken wollte, inne, ob ihn nun ein Mensch oder irgendein Tier von sich gab.

Saṃskāra-sākṣātkaraṇāt pūrva-jāti-jñānam.

18. „Durch Wahrnehmung der Eindrükke (entsteht) das Wissen um früheres Dasein."

Jede Erfahrung, die wir machen, entsteht als eine Welle im *citta,* die sich zwar wieder legt und immer kleiner wird, aber nie ganz verschwindet. Sie erhält sich dort in winziger Gestalt, und wenn es uns gelingt, diese Welle wieder zum Steigen zu bringen, entsteht Erinnerung. Kann daher der *yogin* ein *saṃyama* auf diese früheren Eindrücke anwenden, so beginnt er, sich seiner früheren Existenzen zu erinnern.

Pratyayasya para-citta-jñānam.

19. „Durch Anwendung des *saṃyama* auf die körperlichen Merkmale eines anderen, entsteht Wissen um seine Denksubstanz."

Angenommen, jeder habe besondere Körpermerkmale, die ihn von anderen unterscheiden. Wenn der *yogin* sein *saṃyama* auf diese Merkmale anwendet, erkennt er die geistige Wesensart dieses Menschen."

Na ca tat sālambanaṃ tasyāviṣayī-bhūtatvāt.

20. „Nicht aber um ihre Inhalte, da diese nicht Gegenstand des *saṃyama* sind."

Er erführe nichts von den Inhalten der Denksubstanz durch Anwendung eines *saṃyama* auf den Körper. Ein zweifacher *saṃyama* wäre dazu notwendig, einer auf die körperlichen Merkmale, ein zweiter auf die Denksubstanz selber angewendet. Dann würde der *yogin* um alles wissen, was diese Denksubstanz enthält.

Kāya-rūpa-saṃyamāt tad-grāhya-śakti-stambhe cakṣuḥ-prakāśāsaṃprayoge 'ntar-dhānam.

21. „Durch Anwendung des *saṃyama* auf die Körperform, wird dadurch, daß die Wahrnehmbarkeit der Form aufgehoben und das Sehvermögen des Auges abgesondert wird, der Körper des *yogin* unsichtbar."

Ein inmitten dieses Zimmers stehender *yogin* kann für das Auge unsichtbar werden; er wird sich noch in dem Raum befinden, aber für niemanden mehr sichtbar sein. Gestalt und Körper sind gleichsam getrennt. Bedenken Sie, daß dies nur geschehen kann, wenn der *yogin* jenes Konzentrationsvermögen erlangte, durch das die Gestalt und der gestaltete Gegenstand sich trennten. Dann wendet er darauf einen *saṃyama* an, wodurch das Vermögen, Gestalt wahrzunehmen, lahmgelegt wird, da dieses Vermögen durch die Vereinigung von Gestalt und gestaltetem Gegenstand gewonnen wird.

Etena śabdādyantardhānam uktam.

22. „Daraus erklärt sich das Verschwinden oder Verborgensein gesprochener Worte und anderes der Art."

Sopakramaṃ nirupakramaṃ ca karma tat-saṃyamād aparānta-jñānam ariṣṭebhyo vā.

23. „Es gibt zwei Arten von *karman:* frühzeitig Früchte tragendes und spät Früchte tragendes. Durch Anwendung des *saṃyama* darauf, oder durch Zeichen, die Vorzeichen *(ariṣṭa)* genannt werden, erfahren die *yogins* die genaue Stunde des Abscheidens.“

Wenn der *yogin* ein *saṃyama* auf sein eigenes *karman* anwendet, auf jene Eindrücke in der Denksubstanz, die gerade wirksam sind und auf jene, die darauf warten, es zu werden, wird er durch jene wartenden genau erfahren, wann sein Körper sich auflösen wird. Er wird wissen, wann, zu welcher Stunde, ja, in welcher Minute er sterben wird. Die Hindus legen großen Wert auf jene Erkenntnis oder jenes Bewußtsein der Todesnähe, weil in der *Gītā* gelehrt wird, daß die Gedanken der Todesstunde eine große Macht bei der Bestimmung der nächsten Existenz bilden.

Maitry-ādiṣu balāni.

24. „Durch Anwendung des *saṃyama* auf Freundschaft, Barmherzigkeit usw., (I. 33) zeichnet sich der *yogin* durch die entsprechende Gesinnung aus.“

Baleṣu hasti-balādīni.

25. „Durch Anwendung des *saṃyama*

auf die Kraft des Elefanten und anderer Wesen, erlangt der *yogin* die entsprechende Kraft."

Wenn ein *yogin* diesen *saṃyama* erlangt hat und nach Kraft verlangt, wendet er einen *saṃyama* auf die Kraft des Elefanten an und gewinnt sie. Unbegrenzte Kraft steht jedem zur Verfügung, der sie zu gewinnen weiß. Der *yogin* hat die Wissenschaft entdeckt, durch die sie gewonnen werden kann.

Pravṛtty-āloka-nyāsāt sūkṣma-vyavahita-viprakṛṣṭa-jñānam.

26. „Durch Anwendung des *saṃyama* auf das Strahlende Licht (I, 36), entsteht das Wissen um das Subtile, das Verdeckte und das Entfernte."

Wenn der *yogin* den *saṃyama* auf jenes Strahlende Licht im Herzen anwendet, sieht er weit entfernte Dinge, Ereignisse z. B., die sich an einem fernen Ort begeben und durch Gebirgszüge von ihm getrennt sind, und sonst Dinge sehr subtiler Art.

Bhuvana-jñānaṃ sūrye saṃyamāt.

27. „Durch Anwendung des *saṃyama* auf die Sonne, (entsteht) das Wissen um das Weltall."

Candre tārā-vyūha-jñānam.

28. „Auf den Mond, (entsteht) das Wissen um die Sternenfülle."

Dhruve tad-gati-jñānam.

29. „Auf den Polarstern, (entsteht) das Wissen um den Wandel der Sterne."

Nābhi-cakre kāya-vyūha-jñānam.

30. „Auf den Nabelkreis, (entsteht) Wissen um die körperliche Beschaffenheit."

Kaṇṭha-kūpe kṣut-pipāsā-nivṛttiḥ.

31. „Auf die Halsgrube, (entsteht) Stillung des Hungers."

Wenn jemand sehr hungrig ist, wird sein Hunger gestillt werden, wenn es ihm gelingt, den *saṃyama* auf die Halsgrube anzuwenden.

Kūrma-nāḍyāṃ sthairyam.

32. „Auf den *kūrma* genannten Nerv, (entsteht) Festigkeit des Körpers."

Wenn der *yogin* übt, versetzt nichts den Körper in Unruhe.

Mūrdha-jyotiṣi siddha-darśanam.

33. „Auf das vom Haupte ausstrahlende Licht, die Schau der *siddhas*."

Die *siddhas* sind Wesen, die etwas tiefer als die Geister stehen. Wenn der *yogin* seine Konzentration oben auf sein Haupt richtet, wird er diese *siddhas* schauen. Das Wort *siddha* bezieht sich hier nicht auf jene Menschen, die Freiheit erlangten, — eine Bedeutung, die ihm oft beigelegt wird.

Prātibhād vā sarvam.

34. „Oder durch die Kraft der All-Erkenntnis (*prātibha*)."

Das alles kann einem Menschen, der die Kraft des *prātibha* (plötzlicher Erleuchtung aus Reinheit) besitzt, ohne irgendwelchen *saṃyama* zuteil werden. Wer diese hohe Stufe der *prātibha* erreicht hat, besitzt jenes große Licht. Alle Dinge offenbaren sich ihm; alles strömt ihm ohne *saṃyama* frei zu.

Hṛdaye citta-saṃvit.

35. „Durch Anwendung auf das Herz, Wissen um die Denksubstanz."

Sattva-puruṣayor atyantāsaṃkīrṇayoḥ pratyayāviśeṣo bhogaḥ parārthāt svārtha-saṃyamāt puruṣa-jñānam.

36. „Genuß entsteht durch Nichtunterscheiden von Seele und *sattva*, die völlig verschieden sind. Letzteres, dessen Wirken einem anderen gilt, ist von demjenigen ge-

sondert, das auf sich selbst gestellt ist. *Saṃyama,* auf dieses selbst-ständige angewandt, verleiht Wissen um den *puruṣa.*"

Alles Wirken des *sattva* — einer Modifikation der *prakṛti,* die durch Helligkeit und Glückseligkeit gekennzeichnet ist — geschieht für die Seele. Wenn das *sattva* von Ichsucht frei und vom reinen Geisteslicht des *puruṣa* erleuchtet ist, wird es das auf sich selbst gestellte genannt, weil es in diesem Zustande von allen Bindungen frei ist.

Tataḥ prātibha-śrāvaṇa-vedanādarśāsvāda-vārtā jāyante.

37. „Daraus erwächst das dem *prātibha* zugehörende Wissen, sowie (übernatürliches) Hören, Fühlen, Sehen, Schmecken und Riechen."

Te samādhāv upasargā vyutthāne siddhayaḥ.

38. „Diese sind Hindernisse für den *samādhi,* doch sie sind Kräfte im Bereich der Welt."

Für den *yogin* entsteht Wissen um die irdischen Genüsse durch die Vereinigung des *puruṣa* mit der Denksubstanz. Wenn er den *saṃyama* auf das Wissen anzuwenden wünscht, daß sie zwei verschiedene

Dinge sind, nämlich Seele und Natur, erlangt er Wissen vom *puruṣa*. Daraus erwächst Unterscheidung. Wenn er dieses Unterscheidungsvermögen besitzt, empfängt er das *prātibha*, das höchste Geisteslicht. Dennoch sind diese Kräfte Hindernisse auf dem Wege zur Erreichung des höchsten Zieles — Erkenntnis des reinen Selbst — und zur Freiheit. Man muß ihnen aber gleichsam unterwegs begegnen, und wenn der *yogin* sie dann zurückweist, erlangt er das Höchste. Gerät er aber in Versuchung, sie zu erwerben, so ist ihm jeder weitere Fortschritt verwehrt.

Bandha-kāraṇa-śaithilyāt pracāra-saṃvedanāc ca cittasya para-śarīrāveśaḥ.

39. „Wenn die Ursache der Bindung des *citta* gelockert wurde, geht der *yogin* auf Grund seines Wissens um die Aktionskanäle (Nerven) eines fremden Körpers in diesen ein."

Der *yogin* kann in einen Leichnam eingehen und bewirken, daß dieser aufsteht und sich bewegt, selbst wenn der *yogin* gleichzeitig einen anderen Körper besitzt. Oder er kann in einen lebenden Körper eingehen, Geist und Körper dieses Menschen in Schach halten und während dieser Zeit vermittels des Körpers dieses Menschen handeln. Das vermag der *yogin*, der zur Unterscheidung von *puruṣa* und Natur gelangt ist. Möchte er in einen fremden Körper eingehen, so wendet er einen *saṃyama* auf diesen Körper an und geht in ihn ein, weil, wie der *yogin* lehrt, nicht nur seine Seele, sondern auch sein Geist allgegenwärtig ist. Er ist ein Teilchen des universalen Geistes. Jetzt kann er allerdings nur durch die Nervenströme dieses Körpers wirksam sein, doch wenn der *yogin* sich von diesen löste, vermag er auch durch anderes hindurch wirksam zu sein.

Udāna-jayāj jala-paṅka-kaṇṭakādiṣva-saṅga utkrāntiś ca.

40. „Wenn er den Strom, *udāna* genannt, bezwang, versinkt der *yogin* nicht im Wasser, noch in Sümpfen; er kann über Dornen schreiten und sterben wann immer er will."

Udāna ist der Name des Nervenstromes, der die Lungen und alle oberen Körperteile beherrscht. Wenn der *yogin* über diesen Herr ist, wird sein Gewicht leicht werden. Er sinkt im Wasser nicht unter, er kann über Dornen und Schwertklingen schreiten, mitten im Feuer stehen und sterben wann immer er will.

Samāna-jayāj jvalanam.

41. „Durch Bezwingung des Stromes *samāna* ist er von Lichtglanz umgeben."

Sooft er will, bricht Licht aus seinem Körper.

Śrotrākāśayoḥ sambandha - samyamād divyaṃ śrotram.

42. „Durch Anwendung des *saṃyama* auf die Beziehung zwischen dem Ohr und dem *ākāśa*, entsteht göttliches Gehör."

Hier handelt es sich um *ākāśa*, den Äther, und um das Instrument, das Ohr. Durch Anwendung des *saṃyama* darauf, erlangt der *yogin* übernatürliches Gehör. Er kann alles hören, was in meilenweiter Entfernung gesprochen wird oder ertönt.

Kāyākāśayoḥ sambandha - saṃyamāl laghu-tūla-samāpatteś cākāśa-gamanam.

43. „Durch Anwendung des *saṃyama* auf die Beziehung zwischen dem *ākāśa* und dem Körper, und durch Meditation über dieselben leicht geworden wie Watte, fährt der *yogin* durch die Lüfte."

Dieser *ākāśa* ist der Baustoff des Körpers, der nur *ākāśa* einer bestimmten Art ist, die zum Körper wurde. Wenn der *yogin* einen *saṃyama* auf diesen Baustoff *ākāśa* seines Körpers anwendet, gewinnt dieser die Leichtigkeit des *ākāśa*, und er kann überallhin durch die Lüfte fahren.

Bahir akalpitā vṛttir mahā-videhā tataḥ prakāśāvaraṇa-kṣayaḥ.

44. „Durch Anwendung des *saṃyama* auf die ‚wirklichen Modifikationen der Denksubstanz außerhalb des Körpers, ‚große Körperlosigkeit' genannt, schwindet das den Lichtglanz Verhüllende."

Der Geist in seiner Torheit meint, er arbeite nur in diesem Körper. Warum sollte ich an ein einziges Nervensystem gebunden sein und das Ich nur in einem einzigen Körper wohnen lassen, wenn der Geist allgegenwärtig ist? Dafür ist kein Grund vorhanden. Der *yogin* möchte das Ich überall fühlen. Die Wellen der Denksubstanz, die sich in Abwesenheit der Ichsucht im Körper erheben, werden ‚wirkliche Modifikationen' oder „große Körperlosigkeit" genannt. Wenn es dem *yogin* gelang, den *saṃyama* auf diese Modifikationen anzuwenden, schwindet alles Lichtverhüllende, alles Dunkel und Nichtwissen. Alles scheint ihm voller Erkenntnis zu sein.

Sthūla-svarūpa-sūkṣmānvayārthavattva-saṃyamād bhūta-jayaḥ.

45. „Durch Anwendung des *saṃyama* auf die groben und die subtilen Erscheinungsformen der Elemente, ihre wichtigsten Merkmale, das Vorhandensein der *guṇas* in ihnen und auf ihren Beitrag zu den Erfahrungen der Seele, gewinnt man Herrschaft über die Elemente."

Der *yogin* wendet den *saṃyama* auf die Elemente an, zuerst auf die grobe und dann auf die subtilere Beschaffenheit derselben. Dieser *saṃyama* wird hauptsächlich von einer buddhistischen Sekte geübt. Ihre Anhänger nehmen einen Erdklumpen, auf den sie den *saṃyama* anwenden, bis sie allmählich der subtilen Baustoffe gewahr werden, aus denen er besteht, und wenn ihnen alle darin enthaltenen subtilen Baustoffe bekannt sind, gewinnen sie Macht über jenes Element. So ist es mit allen Elementen; der *yogin* kann sie alle bezwingen.

Tato 'ṇimādi-prādurbhāvaḥ kāya-saṃpat tad-dharmānabhighātaś ca.

46. „Daraus folgt das Vermögen, kleinste Gestalt anzunehmen und das übrige an Wunderkräften: ‚Verklärung des Körpers' und Unzerstörbarkeit der körperlichen Eigenschaften."

Das bedeutet, daß der *yogin* die acht Wunderkräfte erlangt hat. Er kann die Kleinheit eines Atomes und die Größe eines Berges annehmen; er kann sich schwer wie die Erde und leicht wie die Luft machen; er kann alles erreichen was er will, kann alles bezwingen was er will, und so fort. Ein Löwe wird wie ein Lamm ihm zu Füßen liegen, und jeder beliebige Wunsch wird ihm erfüllt werden.

Rūpa-lāvaṇya-bala-vajra-saṃhananatvāni kāya-saṃpat.

47. „Die ‚Verklärung des Körpers' bedeutet Schönheit, eine klare Gesichtsfarbe, Kraft, diamantene Festigkeit."

Der Körper wird unzerstörbar; nichts kann ihm schaden, nichts ihn zerstören, solange der *yogin* es nicht will. ‚Die Macht der Zeit zerbrechend, lebt er leibhaftig in dieser Welt.' In den *vedas* heißt es, für einen solchen Menschen gebe es keine Krankheit, keinen Tod oder Schmerz mehr.

Grahaṇa-svarūpāsmitānvayārthavattva-saṃyamād indriya-jayaḥ.

48. „Durch Anwendung des *saṃyama* auf die Objektbezogenheit und Erleuchtungskraft der Sinnesorgane, auf das Ichbewußtsein, das Vorhandensein der *guṇas* in ihnen und auf ihren Beitrag zu den Erfahrungen der Seele, entsteht Bezwingung der Sinnesorgane."

Bei der Wahrnehmung sichtbarer Objekte wenden sich die Sinnesorgane von ihrem Zentrum hinweg dem Objekt zu, und das hat Erkenntnis zur Folge. An diesem Vorgang ist auch das Ichbewußtsein beteiligt. Wenn der *yogin* nun den *saṃyama* stufenweise auf dieses und die beiden anderen anwendet, bezwingt er die Sinnesorgane. Nehmen Sie irgendetwas, das Sie sehen oder fühlen, z. B. ein Buch. Konzentrieren Sie sich zuerst auf dieses, dann auf das in einem Buch Gestalt gewordene Wissen und schließlich auf das Ich, welches das Buch sieht, und so fort. Durch diese Übung werden alle Sinnesorgane bezwungen werden.

Tato mano-javitvaṃ vikaraṇa-bhāvaḥ pradhāna-jayaś ca.

49. „Daraus erwächst dem Körper die Kraft, sich schnell wie der Gedanke fortzubewegen, eine vom Körper unabhängige Eigenkraft der Sinnesorgane und Überwindung der Natur."

So wie aus der Bezwingung der Elemente die Verklärung des Körpers erwächst, werden aus der Bezwingung der Sinnesorgane die obenerwähnten Kräfte erwachsen.

Sattva - puruṣānyatā - khyāti - mātrasya sarva-bhāvādhiṣṭhātṛtvaṃ sarva-jñātṛtvaṃ ca.

50. „Durch Anwendung des *saṃyama* auf die Unterscheidung von *sattva* und *puruṣa*, wird Allmacht und Allwissenheit erlangt."

Wenn die Natur bezwungen und der Unterschied zwischen dem *puruṣa* und der Natur erkannt wurde — daß der *puruṣa* unzerstörbar, rein und vollkommen ist — werden Allmacht und Allwissenheit die Folge sein.

Tad - vairāgyād api doṣa - bīja - kṣaye kaivālyam.

51. „Durch Aufgabe selbst dieser Kräfte wird der Same des Bösen zerstört, was zu *kaivalya* führt."

Der *yogin* gewinnt Einsamkeit, Unabhängigkeit und Freiheit. Wenn sogar der Gedanke an Allmacht aufgegeben wird, ist unbedingte Zurückweisung von Genuß und Versuchungen durch himmlische Wesen die Folge. Wenn der *yogin* all dieser wunderbaren Kräfte gewahr wurde und sie dann zurückwies, wird er ans Ziel gelangen. Was sind diese Wunderkräfte? Nichts als Manifestationen, als Träume. Selbst Allmacht ist ein Traum und vom Vorstellungsvermögen abhängig. Solange dieses vorhanden ist, kann sie verstanden werden, aber das Ziel liegt jenseits aller Vorstellungen.

Sthāny-upanimantraṇe saṅga-smayākaraṇaṃ punar aniṣṭa-prasaṅgāt.

52. „Der *yogin* sollte sich durch die Eröffnungen himmlischer Wesen nicht versucht oder geschmeichelt fühlen, aus Furcht vor erneutem Übel."

Es gibt noch andere Gefahren: Götter und andere Wesen erscheinen, um den *yogin* zu versuchen. Sie wollen nicht, daß irgendjemand frei sei. Sie sind mißgünstig wie wir und manchmal noch mißgünstiger. Sie fürchten sehr, ihre Stellung einzubüßen. Diejenigen *yogins*, die nicht zur Vollkommenheit gelangen, sterben und werden zu Göttern. Sie verlassen den geraden Weg, geraten in eine der Nebenstraßen, erlangen diese Wunderkräfte und müssen dann wiedergeboren werden. Wer aber stark genug ist, diesen Versuchungen zu widerstehen und geradeswegs auf das Ziel zuzugehen, der wird befreit.

Kṣaṇa-tat-kramayoḥ saṃyamād vivekajaṃ jñānam

53. „Durch Anwendung des *saṃyama* auf eine kleine Zeitspanne und jene, die ihr vorausgeht und folgt, entsteht Unterscheidung."

Wie können wir all diesen *devas*, Himmeln und Wunderkräften entgehen? Durch Unterscheidung, dadurch, daß wir das Gute vom Bösen unterscheiden. Deshalb wird ein *saṃyama* gegeben, durch den das Unterscheidungsvermögen gestärkt werden kann. Das geschieht durch Anwendung eines *saṃyama* auf eine kurze Zeitspanne und die Zeit, die ihr vorausgeht und folgt.

Jāti-lakṣaṇa-deśair anyatānavacchedāt tulyayos tataḥ pratipattiḥ.

54. „Selbst diejenigen Dinge, die nicht nach Arten, Merkmalen und dem Ort unterschieden werden können, werden durch den obenbezeichneten *saṃyama* unterschieden."

Das Leid, das uns widerfährt, hat seinen Grund in dem Nicht-unterscheiden-können zwischen dem Wirklichen und Unwirklichen. Wir alle halten das Böse für das Gute, den Traum für die Wirklichkeit. Die Seele ist die einzige Wirklichkeit, und wir vergaßen sie. Der Körper ist ein wüster Traum, und wir identifizieren uns alle mit dem Körper. Dies Nichtunterscheiden-können ist der Grund allen Leides, das durch Nichtwissen entsteht. Wenn wir unterscheiden lernen, strömt uns Kraft zu, und nur dann können wir diesen verschiedenen Vorstellungen von Körper, Himmeln und Göttern entrinnen. Dieses Nichtwissen hat seinen Grund darin, daß zwischen Art, Merkmal und Ort unterschieden wird. Nehmen Sie als Beispiel eine Kuh. Die Kuh unterscheidet sich vom Hunde durch die Art. Wie unterscheiden wir aber unter den Kühen selber eine Kuh von der anderen? Auf Grund ihrer Merkmale. Wenn zwei Dinge sich absolut gleichen, sind sie nur von einander zu unterscheiden, wenn sie an verschiedenen Orten sind. Wenn Dinge so verwickelt sind, daß selbst diese Unterschiede uns nichts nützen, wird das durch die obenerwähnte Übung erworbene Unterscheidungsvermögen uns befähigen, sie zu unterscheiden. Die höchste Philosophie der *yogins* gründet sich auf diese Tatsache, daß der *puruṣa* rein, vollkommen und das einzige „Einfache" ist, das es in diesem Weltall gibt. Körper und Geist stellen eine Verbindung dar, und doch identifizieren wir uns mit ihnen. Der große Fehler ist der, daß die Unterscheidung verlorenging. Wenn dieses Unterscheidungsvermögen erworben wurde, erkennt der Mensch, daß alles in dieser Welt, das Geistige und das Physische, eine Verbindung darstellt und deshalb nicht der *puruṣa* sein kann.

Tārakaṃ sarva-viṣayaṃ sarvathā-viṣayam akramaṃ ceti viveka-jaṃ jñānam.

55. „Die rettende Erkenntnis ist jene, die durch Unterscheidung gewonnen wird und zugleich alle Dinge in all ihren Spielarten umschließt."

Rettend, weil diese Erkenntnis den *yogin* über das Meer von Geburt und Tod geleitet. Das Ganze der *prakṛti* in all ihren Erscheinungsformen, den subtilen und den groben, liegt im Bereich der Erkenntnis. Bei dieser Erkenntnis gibt es keine Reihenfolge der Wahrnehmung; sie erfaßt alle Dinge zugleich und auf den ersten Blick.

Sattva-puruṣayoḥ śuddhi-sāmye kaivalyam.

56. „Wenn *sattva* und *puruṣa* von gleicher Reinheit sind, entsteht *kaivalya*."

Wenn die Seele erkennt, daß sie von nichts in der ganzen Welt — von den Göttern bis zum geringsten Atom — abhängig ist, wird dies Absonderung *(kaivalya)* und Vollendung genannt. Dieser Zustand wird erreicht, wenn diese Mischung von Reinheit und Unreinheit, Verstand *(sattva)* genannt, zu der Reinheit des *puruṣa* selber geläutert wurde. Dann spiegelt das *sattva* nur noch den unbedingten Inbegriff der Reinheit wider, nämlich den *puruṣa*.

4. KAPITEL

UNABHÄNGIGKEIT

Janmauṣadhi - mantra - tapaḥ-samādhi-jāḥ siddhayaḥ.

1. „Die Wunderkräfte *(siddhi)* werden durch Geburt, chemische Mittel, Wortgewalt, Kasteiung, oder Konzentration erworben."

Zuweilen wird ein Mensch mit den Wunderkräften *(siddhi)* geboren, natürlich solchen, die er in einer früheren Inkarnation erworben hatte. Dieses Mal kam er gleichsam auf die Welt, um die Früchte davon zu genießen. Es heißt von *Kapila,* dem berühmten Vater der Philosophie des *sāṃkhya,* er sei ein geborener *siddha* gewesen, das heißt wörtlich, ein Mensch, der zu Erfolg gelangte.

Die *yogins* behaupten, diese Kräfte könnten auch durch chemische Mittel erworben werden. Es ist Ihnen allen bekannt, daß die Chemie in ihren Anfängen Alchemie war. Menschen gingen auf die Suche nach dem Stein der Weisen, den Lebenselixieren und ähnlichem. In Indien gab es eine Sekte, die *rāsāyanas.* Diese fanden, es sei ganz in der Ordnung, daß es Idealität, Spiritualität und Religion gäbe, doch der Körper sei das einzige Mittel, zu all diesem zu gelangen. Wenn sich aber der Körper von Zeit zu Zeit auflöst, wird das Ziel um so später erreicht. Ein Mensch möchte z. B. den *yoga* üben, oder ein Leben des Geistes führen. Bevor er sehr weit gelangt ist stirbt er. Dann bekleidet er sich mit einem neuen Körper, beginnt wieder, stirbt von neuem, und so fort. Auf diese Weise geht mit Sterben und Wiedergeboren-werden viel Zeit verloren. Gelänge es aber, den Körper so zu stählen, und zu vervollkommnen, daß er sich von Geburt und Tod befreien könnte, bliebe uns entsprechend mehr Zeit, um ein Leben des Geistes zu führen. Daher fordern die *rāsāyanas* als erstes die Stählung des Körpers. Sie behaupten dem Körper könne Unsterblichkeit verliehen werden. Ihr Gedanke ist der, daß, wenn der Geist den Körper bilde, und jeder Menschengeist wirklich nur eine Mündung für die unendliche Kraftquelle sei, es jeder dieser Mündungen unbegrenzt möglich sein müsse, von außen beliebig viel Kraft in sich aufzunehmen. Warum können wir unseren Körper nicht für immer behalten? Wir müssen alle Körper bilden, die wir jemals besitzen. Sowie ein Körper zerfällt, müssen wir einen neuen bilden. Wenn uns dies möglich ist, warum können wir es dann nicht während dieses Lebens tun, ohne den Körper verlassen zu müssen? Diese Theorie stimmt durchaus. Wenn es uns möglich ist, nach dem Tode zu leben und neue Körper zu bilden, warum sollten wir dann nicht die Kraft besitzen, es schon in diesem Leben zu tun, ohne völlige Auflösung des Körpers, einfach dadurch, daß wir ihn ständig verwandeln? Die *rāsāyanas* glaubten auch, daß im Quecksilber und Schwefel die wunderbarsten Kräfte verborgen seien und der Mensch durch eine bestimmte Zubereitung jener Elemente den Körper beliebig lange erhalten könne. Andere wieder glaubten, gewisse Drogen könnten Wunderkräfte verleihen, wie das Fliegen durch die Lüfte und anderes. Viele der wunderbarsten Medizinen von heute verdanken wir den *rāsāyanas,* vor allem den Gebrauch der Metalle in der Heilkunde. Gewisse Sekten in Indien behaupten, viele ihrer größten Lehrer lebten noch heute in ihrer alten Gestalt; und selbst *Patañjali,* die große Autorität auf dem Gebiete des *yoga,* bestreitet dies nicht.

Die Wortgewalt. Es gibt gewisse heilige Worte *(mantra),* welche, unter den richtigen Bedingungen wiederholt, die Kraft besitzen, diese außerordentlichen Kräfte wachzurufen. Wir leben ständig inmitten einer solchen Fülle von Wundern, daß wir uns gar nichts mehr dabei denken. Der Macht des Menschen sind keine Grenzen gesetzt, weder der Gewalt des Wortes, noch der des Geistes.

Kasteiung. Sie werden finden, daß in jeder Religion Kasteiungen und Askese geübt wurden, doch die Inder gingen darin stets bis zur äußersten Grenze. Sie werden Menschen finden, die ihr Leben lang mit emporgereckten Händen stehen, bis diese welken und absterben. Menschen bleiben Tag und Nacht aufrecht stehen, bis ihre Füße anschwellen, und wenn sie am Leben bleiben, werden die Beine infolge dieser Haltung so steif, daß sie dieselben nicht mehr biegen können und ihr Leben lang stehen müssen. Ich sah einmal einen Menschen, der seine Arme in solcher Weise emporgereckt hatte, und ich fragte ihn, was er das erste Mal dabei empfunden habe. Er sagte mir, es sei eine furchtbare Qual gewesen. Es sei so qualvoll gewesen, daß er genötigt gewesen sei, an einem Fluß zu gehen und sich ins Wasser zu stellen, was seine Schmerzen für eine Weile gelindert hätte. Nach einem Monat litt er nur noch wenig. Durch solche Übungen können Wunderkräfte *(siddhi)* erlangt werden.

Konzentration. Konzentration ist *samādhi,* das heißt, der eigentliche *yoga.* Sie bildet das hauptsächliche Thema dieser Wissenschaft und ist höchstes Mittel. Die vorhergehenden kommen erst in zweiter Linie, denn mit ihnen können wir das Höchste nicht erreichen. *Samādhi* ist das Mittel, mit dem wir alles erreichen können, sei es in geistiger, moralischer oder spiritueller Hinsicht.

Jāty-antara-pariṇāmaḥ prakṛty-āpūrāt.

2. „Der Übergang zu einer neuen Art erfolgt durch das Einströmen der Natur."

Patañjali ist der Meinung, daß diese Kräfte durch Geburt, durch chemische Mittel oder durch Askese erworben werden können. Er gibt auch zu, daß der Körper beliebig lange am Leben erhalten werden kann. Nun zeigt er außerdem, wodurch der Übergang des Körpers zu einer neuen Art bewirkt wird. Er sagt, es geschehe durch das Einströmen der Natur, was er im nächsten Aphorismus erklärt.

Nimittam aprayojakaṃ prakṛtīnāṃ varaṇa-bhedas tu tataḥ kṣetrikavat.

3. „Gute und böse Taten sind nicht die unmittelbare Ursache der Veränderungen innerhalb der Natur, doch sie wirken als Zerbrecher der Hindernisse, die der Entwicklung der Natur im Wege stehen, so wie ein Landmann die Hindernisse beseitigt, die dem Laufe des Wassers entgegenstehen, das dann, seiner Natur entsprechend, abläuft."

Das Wasser zur Berieselung der Felder befindet sich schon im Kanal und ist nur durch Tore darin zurückgehalten. Der Landmann öffnet diese Tore, und das Wasser strömt, dem Gesetze der Schwerkraft folgend, von selbst in die Felder. Ebenso trägt jeder Mensch allen Fortschritt und alle Macht schon in sich; des Menschen wahre Natur ist Vollkommenheit, die aber eingeschlossen und daran gehindert ist, ihren eigenen Lauf zu nehmen. Wenn jemand diese Schranke zu entfernen weiß, strömt die Natur ein, und der Mensch erlangt die Kräfte, die ihm schon gehörten. Menschen, die wir für schlecht halten, verwandeln sich in Heilige, sobald die Schranke zerbrochen ist und die Natur einströmt. Es ist die Natur, die uns der Vollkommenheit entgegentreibt und schließlich jeden dahin führen wird. Alle religiösen Übungen und alle Anstrengungen dienen nur dazu, jene Schranken zu beseitigen und der Vollkommenheit Einlaß zu gewähren, die unser Geburtsrecht und Wesen ist. Heute wird, im Lichte moderner Forschung, die Entwicklungslehre der alten *yogins* eher verstanden werden, und sie bietet zudem eine bessere Erklärung als die moderne. Die beiden für die moderne Entwicklungslehre angeführten Gründe, nämlich die Zuchtwahl und das Überdauern des Tauglichsten, genügen nicht. Angenommen, die menschliche Erkenntnis wäre so weit fortgeschritten, daß sie jeden Wettbewerb auf dem Gebiete des Kampfes ums Dasein und der Gewinnung eines Gefährten ausschlöße, dann würde den Modernen zufolge jeder menschliche Fortschritt aufhören und die Rasse aussterben. In ihrer Anwendung würde diese Theorie jedem Unterdrücker einen willkommenen Anlaß bieten, seine Gewissensbedenken zu beschwichtigen. Es gibt Menschen, die sich als Philosophen gebärden und trotzdem alle schlechten und untauglichen Menschen ausrotten möchten (sie selbst sind natürlich die einzigen, die über Tauglichkeit urteilen können), um dadurch das Menschengeschlecht zu erhalten! Der große alt-ehrwürdige Evolutionist *Patañjali* dagegen erklärt, die Manifestation der in jedem Wesen schon vorhandenen Vollkommenheit sei das wahre Geheimnis der Evolution. Dieser Vollkommenheit sei aber eine Schranke gesetzt, und die dahinter befindliche unendliche Flut kämpfe um ihren Durchbruch.

Diese Kämpfe sind nur eine Folge unseres Nichtwissens, daß wir nicht wissen, wie wir das Tor öffnen und das Wasser hereinlassen können. Die dahinter befindliche unendliche Flut, welche die Ursache aller Manifestationen ist, muß zum Durchbruch gelangen. Kampf ums Dasein oder um sexuelle Befriedigung sind nur eine vergängliche, unnötige und unwesentliche Folge unseres Nichtwissens. Selbst nach Aufhören des Wettbewerbes wird die dahinter verborgene vollkommene Natur uns weitertreiben, bis ein jeder zur Vollkommenheit gelangte. Deshalb ist kein Grund zur Annahme, der Wettbewerb sei für den Fortschritt notwendig. Im Tier war das Menschliche unterdrückt, doch sowie das Tor aufgestoßen wurde, ging der Mensch daraus hervor. Ebenso trägt der Mensch den künftigen Gott, hinter Schloß und Riegel des Nichtwissens gefangen, in sich. Wenn Erkenntnis dieselben aufbricht, wird der Gott dahinter offenbar.

Nirmāṇa-cittāny asmitā-mātrāt.

4. „Aus dem Ichwahn allein gehen die geschaffenen Geister hervor."

Nach der Lehre vom *karman* ist unser Leiden die Folge unserer guten und bösen Taten, und alle Philosophie hat die Verwirklichung der Herrlichkeit des Menschen als einziges Ziel. Alle heiligen Schriften besingen die Herrlichkeit des Menschen und der Seele und verkünden im gleichen Atemzug das *karman.* Eine gute Tat hat dies zur Folge und eine böse Tat jenes, aber wenn sich die Seele von einer guten oder schlechten Tat beeinflussen läßt, ist sie nicht viel wert. Böse Taten setzen der Manifestation der Natur des *puruṣa* eine Schranke, gute beseitigen die Hindernisse, und die Herrlichkeit des *puruṣa* wird offenbar. Der *puruṣa* selber verändert sich nie. Was Sie auch tun mögen, nichts wird je Ihre Herrlichkeit, Ihr Wesen zerstören können, weil die Seele durch nichts beeinflußbar ist. Nur ein Schleier ist über sie gebreitet, der ihre Vollkommenheit verhüllt.

Um ihr *karman* schnell aufzuarbeiten, erschaffen *yogins* Gruppen von Körpern *(kāya-vyūha),* um es an ihnen aufzuarbeiten. Für alle diese Körper erschaffen sie aus dem Ichwahn dazugehörende Geister. Diese heißen „erschaffene Geister", im Gegensatz zu ihrem ursprünglichen Geist.

Pravṛtti-bhede prayojakam cittaṃ ekam anekeṣām.

5. „Obgleich die Tätigkeit der verschiedenen ‚erschaffenen Geister' vielfältig ist, beherrscht der eine ursprüngliche Geist sie alle."

Diese verschiedenen Geister, die in den verschiedenen Körpern wirksam sind, heißen „erschaffene Geister" und die Körper „erschaffene Körper", d. h. verfertigte Körper und Geister. Materie und Geist gleichen zwei unerschöpflichen Speichern. Als *yogin* werden Sie das Geheimnis ihrer Beherrschung kennenlernen. Sie besaßen es die ganze Zeit, hatten es aber vergessen. Wenn Sie ein *yogin* werden, fällt es Ihnen wieder ein. Sie können dann alles damit tun, es in beliebiger Weise verwenden. Das Material, aus dem ein „erschaffener Geist" gebildet wird, ist das gleiche, das für den Makrokosmos Verwendung fand. Nicht sind Geist und Materie zwei ganz verschiedene Dinge; sie sind verschiedene Aspekte des gleichen Gegenstandes. Ichwahn *(asmitā)* ist das Material, der subtile Seinszustand, aus dem heraus diese „erschaffenen Geister" und „erschaffenen Körper" der *yogins* verfertigt sind. Daher kann der *yogin,* wenn er das Geheimnis dieser Naturkräfte entdeckte, aus dieser als Ichwahn ihm bekannten Substanz beliebig viele Körper oder Geister verfertigen.

Tatra dhyāna-jam anāśayam.

6. „Von den verschiedenen *cittas* ist das durch *samādhi* gewonnene wunschlos."

Von den *cittas,* die wir in den verschiedenen Menschen wahrnehmen, ist dasjenige das höchste, das zur vollkommenen Konzentration *(samādhi)* gelangte. Ein Mensch, der durch Medikamente, *mantras,* oder Kasteiungen gewisse Kräfte erlangte, hegt immer noch Wünsche, während derjenige, der zum *samādhi* durch Konzentration gelangte, der einzige völlig Wunschlose ist.

Karmāśuklakṛṣṇam yoginas tri-vidham itareṣām.

7. „Dem *yogin* sind Werke weder schwarz, noch weiß; anderen sind sie von dreifacher Art: schwarz, weiß und mischfarben."

Wenn der *yogin* Vollkommenheit erlangte, sind seine Taten und das durch diese bewirkte *karman* keine Bindung mehr für ihn, weil er kein Verlangen danach trug. Er setzt einfach seine Arbeit fort, er arbeitet, um Gutes zu tun, und tut Gutes, ohne sich um Erfolg zu kümmern, der ihm auch nicht zuteil wird. Für den gewöhnlichen Sterblichen, der diese höchste Stufe nicht erreichte, gibt es Werke dreierlei Art: schwarze (böse Taten), weiße (gute Taten) und mischfarbene.

Tatas tad-vipākānuguṇānām evābhivyaktir vāsanānām.

8. „Aus diesen dreifachen Werken werden in jedem Zustande nur diejenigen Wünsche offenbar, (welche) allein dem betreffenden Zustande gemäß (sind). (Die anderen werden währenddessen in der Schwebe gehalten.)"

Angenommen, ich hätte die drei Arten *karman* bewirkt: gutes, schlechtes und gemischtes, und ich stürbe und würde ein Gott im Himmel. Die Wünsche meines göttlichen Körpers würden dann nicht die gleichen sein wie die meines menschlichen, denn der göttliche braucht z. B. weder Speise noch Trank. Was würde dann aus meinem früheren, noch unaufgearbeiteten *karman* werden, das als Wirkung den Wunsch nach Speise und Trank hervorbringt? Wo würde dieses *karman* bleiben, wenn ich zum Gott würde? Die Antwort lautet, daß Wünsche sich nur in der ihnen angemessenen Umwelt offenbaren können. Nur diejenigen Wünsche werden zum Vorschein kommen, denen die Umwelt angepaßt ist; die anderen werden aufgespeichert bleiben. In diesem Leben hegen wir viele göttliche Wünsche, viele menschliche Wünsche, viele tierische Wünsche. Wenn ich einen göttlichen Körper annehme, werden die guten Wünsche in mir aufsteigen, weil die Umwelt ihnen günstig ist, und wenn ich einen tierischen Körper annehme, werden nur die tierischen Wünsche aufsteigen und die guten latent bleiben. Was beweist das? Daß wir mit Hilfe der Umwelt diese Wünsche in Schach halten können. Nur dasjenige *karman* wird ans Licht kommen, das zu der Umwelt paßt. Dies beweist, daß die Macht der Umwelt ein wichtiges Mittel zur Beherrschung sogar des *karman* ist.

Jāti-desa-kāla-vyavahitānām apy ānantaryaṃ smṛti-saṃskārayor ekarūpatvāt.

9. „Wenn auch von ihren Ursachen durch Art, Raum und Zeit getrennt, folgen sich doch die Wünsche ohne Unterbrechung,

da Erinnerung und Eindrücke identisch sind."

Erfahrungen werden zu subtilen Eindrücken und wiedererweckte Eindrücke zur Erinnerung. Das Wort Erinnerung hat hier auch die Bedeutung von unbewußter Koordination früherer Erfahrungen, die sich in Eindrücke verwandelten, mit gegenwärtigen bewußten Handlungen. In jedem Körper wird nur die in einem gleichartigen Körper erworbene Gruppe von Eindrücken zur Ursache von Handlungen eben dieses Körpers. Die Erfahrungen eines andersartigen Körpers bleiben in der Schwebe. Jeder Körper handelt so, als sei er der Nachkomme einer Reihe von Körpern nur dieser Art. Auf diese Weise kann die Aufeinanderfolge der Wünsche nicht unterbrochen werden.

Tāsām anāditvaṃ cāśiṣo nityatvāt.

10. „Da das Glücksverlangen seit Ewigkeiten besteht, sind die Wünsche anfanglos."

Aller Erfahrung geht das Glücksverlangen voraus. Es gab keinen Anfang der Erfahrung, da jede neue Erfahrung aus der Tendenz hervorgeht, die von einer früheren Erfahrung erzeugt wurde. Daher ist das Wünschen anfanglos.

Hetu-phalāśrayālambanaiḥ saṃgṛhītatvād eṣām abhāve tad-abhāvaḥ.

11. „Zusammengehalten durch Ursache,

Wirkung, Stütze und Objekte, fehlen die Wünsche, wenn diese fehlen."

Wünsche werden durch Ursache und Wirkung zusammengehalten. Wenn ein Wunsch aufsteigt, vergeht er nicht, ohne eine Wirkung zu hinterlassen. Ferner ist die Denksubstanz der große Speicher, in dem alle früheren Wünsche — in *saṃskāra* verwandelt — sich erhalten haben; bevor sie sich nicht auswirken konnten, werden sie nicht absterben. Es werden auch neue Wünsche aufsteigen, solange die Sinne die äußeren Objekte aufnehmen. Nur wenn es gelänge, sich von Ursache, Wirkung, Stütze und Objekten freizumachen, würden auch die Wünsche vergehen.

Atītānāgataṃ svarūpato 'sty adhvabhedād dharmāṇām.

12. „Vergangenheit und Zukunft folgen ihrem eigenen Gesetz, während die Qualitäten von anderer Art sind."

Das heißt, daß Sein niemals aus Nichtsein entstehen kann. Wenn auch Vergangenheit und Zukunft nicht sichtbar vorhanden sind, dann doch in subtiler Gestalt.

Te vyakta-sūkṣmā guṇātmānaḥ.

13. „Sie sind in sichtbarer oder in subtiler Gestalt vorhanden, da sie von der Beschaffenheit der *guṇas* sind."

Die *guṇas* sind die drei Substanzen *sattva, rajas* und *tamas,* die im groben Zustande die sichtbare Welt konstituieren. Vergangenheit und Zukunft erwachsen aus den verschiedenen Arten der Manifestation dieser *guṇas.*

Pariṇāmaikatvād vastu-tattvam.

14. „Die Einheit in den Dingen stammt aus der Einheit in den Wandlungen."

Obwohl es drei Substanzen gibt, besitzen, durch die Koordination ihrer Verwandlungen, alle Dinge ihre Einheit.

Vastu-sāmye citta-bhedāt tayor vibhaktaḥ panthāḥ.

15. „Da Wahrnehmung und Wunsch sich hinsichtlich des gleichen Objektes nicht gleichbleiben, sind Denksubstanz und Objekt nicht gleicher Wesensart."

Das heißt, es gibt eine von unserer Denksubstanz unabhängige objektive Welt. Das ist eine Widerlegung des *buddhistischen* Idealismus. Da derselbe Gegenstand von verschiedenen Menschen verschieden angesehen wird, kann er nicht bloßes Wahngebilde irgendeines einzelnen Individuums sein *).

---

*) In einigen Ausgaben steht hier ein zusätzlicher Aphorismus: *Na caika-citta-tantram vastu tad-apramāṇakaṃ tadā kiṃ syāt.*

Tad-uparāgāpekṣitvāc cittasya vastu jñātājñātam.

16. „Dinge sind der Denksubstanz bekannt oder unbekannt, je nachdem welche Färbung sie der Denksubstanz geben.“

Sadā jñātāś citta-vṛttayas tat-prabhoḥ puruṣasyāpariṇāmitvāt.

17. „Die Zustände der Denksubstanz sind stets bekannt, weil ihr Herr, der *puruṣa*, unwandelbar ist.“

Der Hauptpunkt dieser Theorie ist, daß das Weltall sowohl Geist als auch Materie ist, die sich beide in ständigem Fluß befinden. Was ist dieses Buch? Eine Verbindung sich ständig verändernder Moleküle, ein Aus- und Einströmen der einzelnen Teile in tollem Wirbel. Was aber bewirkt die Einheit und läßt es das gleiche Buch bleiben? Die Veränderungen vollziehen sich rhythmisch: in harmonischer Ordnung führen sie meiner Denksubstanz

---

„Man kann nicht sagen, das Objekt sei von einer einzigen Denksubstanz abhängig. Ohne Beweis für sein Vorhandensein würde es dann nicht-vorhanden sein.“

Wäre die Wahrnehmung eines Objektes das einzige Kriterium für sein Vorhandensein, so würde es, während der Geist von irgendetwas ganz in Anspruch genommen wird, oder in *samādhi* einging, von niemandem wahrgenommen werden und könnte ebensogut als nicht-vorhanden bezeichnet werden. Dies ist eine unerwünschte Folgerung.

Eindrücke zu, die, trotz der ständigen Veränderung der Teile, zusammengefügt ein gleichbleibendes Bild ergeben. Die Denksubstanz selber verändert sich beständig. Denksubstanz und Körper sind wie zwei Schichten innerhalb der gleichen Substanz, die sich mit verschiedener Geschwindigkeit bewegen. Da die eine sich langsamer bewegt als die andere, können wir dementsprechend zweierlei Bewegungen unterscheiden. Wenn z. B. ein Zug in Bewegung ist und ein Wagen neben ihm herfährt, läßt sich bis zu einem gewissen Grade beider Geschwindigkeit feststellen. Doch noch etwas anderes ist notwendig. Bewegung kann nur wahrgenommen werden, wenn etwas da ist, das sich nicht bewegt. Sind aber zwei oder drei Dinge gleichzeitig in Bewegung, so nehmen wir zuerst die schnellere Bewegung wahr und dann erst die langsamere. Wie aber läßt sich die Denksubstanz wahrnehmen? Sie befindet sich ebenfalls im Fluß. Deshalb ist etwas anderes notwendig, das sich langsamer bewegt, danach etwas noch langsameres, und so fort ins Unendliche. Deshalb zwingt die Logik Sie, irgendwo anzuhalten. Sie müssen den Reihen durch das Wissen um ein Ewig-Unwandelbares einen Abschluß geben. Hinter dieser endlosen Reihe von Bewegungen steht der *puruṣa,* der Unwandelbare, der Farbenlose, der Reine. Diese vielfältigen Eindrücke spiegelt er nur wider — so wie eine Leinwand die von einer Zauberlaterne auf sie projizierten Bilder zurückwirft — ohne daß er im geringsten davon befleckt würde.

Na tat svābhāsaṃ dṛśyatvāt.

18. „Da sie selber Objekt ist, besitzt die Denksubstanz keine eigene Leuchtkraft."

Ungeheure Kräfte offenbaren sich überall in der Natur, doch sie besitzen keine eigene Leuchtkraft, sind nicht ihrem Wesen nach vernunftbegabt. Nur der *puruṣa* leuchtet aus sich und verleiht allem seinen Glanz. Es ist die Gewalt des *puruṣa*, die Materie und Kraft durchströmt.

Eka-samaye cobhayānavadhāraṇam.

19. „Aus Unvermögen, beide gleichzeitig zu erkennen."

Besäße die Denksubstanz eigene Leuchtkraft, so könnte sie gleichzeitig sich selbst und ihre Objekte erkennen, was aber nicht der Fall ist. Wenn sie das Objekt erkennt, kann sie sich nicht zugleich auf sich selbst zurückwenden. Deshalb besitzt der *puruṣa* eigene Leuchtkraft und die Denksubstanz nicht.

Cittāntara-dṛśye buddhi-buddher atiprasaṅgaḥ smṛti-saṃkaraś ca.

20. „Nähme man eine andere erkennende Substanz an, so würde dieser Vorgang sich endlos fortsetzen und Gedächtnisverwirrung die Folge sein."

Nehmen wir an, es gäbe noch eine andere Denksubstanz, um die gewöhnliche zu erkennen. Dann müßte es immer noch eine andere geben, um die vorhergehenden zu erkennen, so daß kein Ende abzusehen wäre. Gedächtnisverwirrung und Mangel an aufgespeicherten Erinnerungen würde die Folge sein.

Citer apratisaṃkramāyās tad-ākārāpattau sva-buddhi-saṃvedanam.

21. „Da der Inbegriff der Erkenntnis (der *puruṣa*) unwandelbar ist, wird die Denksubstanz bewußt, wenn sie seine Gestalt annimmt."

Patañjali will damit noch besonders deutlich machen, daß Erkenntnis keine Qualität des *puruṣa* ist. Wenn die Denksubstanz sich dem *puruṣa* nähert, wird dieser gleichsam in der Denksubstanz widergespiegelt, sie wird während der Zeit wissend und scheint selber der *puruṣa* zu sein.

Draṣṭṛ - dṛśyoparaktaṃ cittaṃ sarvārtham.

22. „Gefärbt durch den Wahrnehmenden und das Wahrgenommene, ist die Denksubstanz imstande, alles zu verstehen."

Von der einen Seite der Denksubstanz wird die Außenwelt, das Wahrgenommene, widergespiegelt, von der anderen der Wahrnehmende; dadurch wird die Denksubstanz aller Erkenntnis mächtig.

Tad asaṃkhyeya-vāsanābhiś citram api parārthaṃ saṃhatya-kāritvāt.

23. „Die Denksubstanz, obgleich buntfarbig durch unzählige Wünsche, ist für einen anderen (den *puruṣa*) wirksam, da sie in einer Verbindung wirksam ist."

Die Denksubstanz setzt sich aus verschiedenen Elementen zusammen und kann deshalb nicht für sich allein wirksam sein. Alles, was in dieser Welt eine Verbindung darstellt, verfolgt mit derselben irgendeinen Zweck, hat irgendein Drittes zum Objekt, für das diese Verbindung eingegangen wurde. So ist denn diese Verbindung der Denksubstanz für den *puruṣa* bestimmt.

Viśeṣa-darśina ātma-bhāva-bhāvanā-nivṛttiḥ.

24. „Von dem Unterscheidenden wird die Denksubstanz nicht länger als *ātman* wahrgenommen."

Durch Unterscheidung weiß der *yogin*, daß der *puruṣa* mit der Denksubstanz nicht identisch ist*).

---

*) Es gibt eine andere Lesart — *kaivalya-prāgbhāvaṃ;* das würde dann folgendes bedeuten: „Dann vertieft sich die Denksubstanz in Konzentration und strebt mit ganzer Kraft dem *kaivalya* zu."

Tadā hi viveka-nimnaṃ kaivalya-prāgbhāvaṃ cittam.

25. „Dann erreicht die Denksubstanz, auf Unterscheidung gerichtet, den vorhergehenden Zustand der Isoliertheit *(kaivalya).*"

Auf diese Art führt die Übung des *yoga* zu Unterscheidungsvermögen und klarer Schau. Der Schleier vor den Augen fällt und wir sehen die Dinge wie sie sind. Wir erkennen, daß die Natur eine Verbindung darstellt und dem *puruṣa* zuliebe das Panorama vorführt, der davon Zeuge ist. Wir erkennen, daß die Natur nicht Gott *(īśvara)* ist, daß alle ihre Verbindungen nur dazu dienen, dem *puruṣa*, dem im Innern thronenden König, ihre Wunder vorzuführen. Wenn nach langer Übung Unterscheidung möglich wird, endet alle Furcht, und die Denksubstanz gelangt zur Isoliertheit.

Tac-chidreṣu pratyayāntarāṇi saṃskārebhyaḥ.

26. „Die Gedanken, die als Hindernis dafür aufsteigen, stammen von Eindrücken her."

Die vielen Gedanken, die in uns aufsteigen und uns weismachen wollen, wir brauchten etwas von außen zu unserem Glück, stehen jener Vollkommenheit im Wege. Der *puruṣa* ist seinem Wesen nach Freude und Glückseligkeit. Doch diese Erkenntnis ist von früheren Eindrücken überdeckt, die sich langsam abnutzen müssen.

Hānam eṣāṃ kleśavad uktam.

27. „Ihre Zerstörung vollzieht sich in der gleichen Weise wie die des Nichtwissens, des Ichwahnes, usw. (II., 10.)."

Prasaṃkhyāne 'py akusīdasya sarvathā viveka-khyater dharma-meghaḥ samādhiḥ.

28. „Selbst nachdem er zur wahren unterscheidenden Erkenntnis der Wesensgründe gelangte, wird demjenigen, der auf die Werkfrüchte verzichtet, infolge vollkommener Erkenntnis jener *samādhi* zuteil, der ‚Wolke der Tugend' genannt wird."

Wenn der *yogin* dieses Unterscheidungsvermögen erlangt hat, strömen ihm alle jene Kräfte zu, die im vorhergehenden Kapitel erwähnt wurden, doch weist sie der wahre *yogin* alle zurück. Ihn erleuchtet eine besondere Erkenntnis, ein außergewöhnliches Licht, *dharma megha,* die Wolke der Tugend, genannt. Dies besaßen alle großen Propheten, von denen die Geschichte berichtet. Sie hatten das Fundament der Erkenntnis in sich selber gefunden. Wahrheit war ihnen zur lebendigen Wirklichkeit geworden. Nachdem sie dem Machtwahn entsagt hatten, war ihnen Friede, Ruhe und vollkommene Reinheit zur zweiten Natur geworden.

Tataḥ kleśa-karma-nivṛttiḥ.

29. „Das hat ein Aufhören von Leiden und Werken zur Folge."

Nach dem Erscheinen dieser ‚Wolke der Tugend' braucht der *yogin* keinen Rückfall mehr zu fürchten, denn nichts vermag ihn mehr niederzuziehen. Es wird nichts Böses, kein Leid mehr für ihn geben.

Tadā sarvāvaraṇa-malāpetasya jñānasyānantyāj jñeyam alpam.

30. „Vor der dann unendlich werdenden Erkenntnis, von der die Hülle und alle Unreinheit entfernt ist, wird alles Erkennbare zu einem Nichts."

Nun ist die Erkenntnis selber rein gegenwärtig, denn die Hülle ist von ihr genommen. Eine buddhistische Schrift gibt als Definition für das Wesen des Buddha (womit hier ein Zustand bezeichnet wird): unendliche Erkenntnis, die unendlich ist wie der Himmel. Jesus erreichte diesen Zustand und wurde zum Christus. Sie alle werden ihn erreichen, und wenn Erkenntnis unendlich wurde, bleibt nicht viel Erkennbares zurück. Das Weltall mit all seinen Erkenntnisobjekten ist vor dem *puruṣa* wie ein

Nichts. Der Durchschnittsmensch kommt sich sehr winzig vor, weil das Erkennbare ihm unendlich zu sein scheint.

Tataḥ kṛtārthānāṃ pariṇāma-krama-samāptir guṇānām.

31. „Dann haben die sich folgenden Verwandlungen der Qualitäten ein Ende, da sie ihren Zweck erfüllt haben."

Dann hören die verschiedenen Verwandlungen der Qualitäten, die sich von Art zu Art verändern, für immer auf.

Kṣaṇa-pratiyogī pariṇāmāparānta-nir-grāhyaḥ kramaḥ.

32. „Die Veränderungen, die zu Momenten in Beziehung stehen, bilden dann eine Aufeinanderfolge, wenn sie vom anderen Ende her (am Ende einer Reihe) wahrgenommen werden."

Patañjali erklärt hier das Wort Aufeinanderfolge, die Veränderungen, die zu Momenten in Beziehung stehen. Während ich denke, verstreichen viele solcher Momente, und mit jedem derselben verändert sich auch der Gedanke; ich nehme aber diese Veränderungen erst am Ende einer Reihe wahr. Dies wird Aufeinanderfolge genannt, doch für die Denksubstanz, die der Allgegenwart innewurde, gibt es keine Aufeinanderfolge mehr. Alles wurde für sie Gegenwart; für sie gibt es nur noch diese, aber keine Vergangenheit und Zukunft mehr. Die Zeit steht, überwunden, still; alle Erkenntnis sammelt sich in einer einzigen Sekunde, in der alles blitzartig erkannt wird.

Puruṣārtha-śūnyānāṃ guṇānāṃ pratiprasavaḥ kaivalyaṃ svarūpa-pratiṣṭhā vā citi-śaktir iti.

33. „Die Auflösung in die umgekehrte Reihenfolge der Qualitäten, denen jeder Antrieb zum Handeln für den *puruṣa* genommen wurde, ist *kaivalya,* oder auch das Standfassen der Erkenntniskraft in ihrem eigenen Wesen."

Die von der Natur gestellte Aufgabe ist erfüllt, diese uneigennützige Aufgabe, die uns von unserer freundlichen Amme, der Natur, auferlegt wurde. Sie nahm gleichsam die selbstvergessene Seele gütig bei der Hand und zeigte ihr alle Erfahrungen der Welt, alle Manifestationen, und führte sie immer höher hinauf und durch verschiedene Körper hindurch, bis die Seele ihre verlorene Herrlichkeit wiederfand und sich auf ihr eigenes Wesen besann. Dann ging die freundliche Mutter den gleichen Weg zurück, um anderen beizustehen, die sich in der pfadlosen Wüste des Lebens verlaufen hatten. So wirkt sie ihr Werk ohne Anfang und Ende. So fließt der nie endende Strom der Seelen — durch Freude und Leid, durch Gutes und Böses hindurch — in das Meer der Vollkommenheit und der Selbst-Verwirklichung.

Gepriesen seien die, welche ihrer wahren Natur innewurden; möge ihr Segen auf uns allen ruhen!

ANHANG

HINWEISE AUF DEN YOGA *)

I. ŚVETĀŚVATARA-UPANIṢAD

II. Kapitel

6. Wo das Feuer gerieben wird, wo die Luft beherrscht wird, wo der Strom des *soma* überquillt, da wird ein vollkommens Denkorgan geschaffen.

8. Dem Körper eine aufrechte Sitzhaltung gebend, mit Brust, Kehle und Haupt in gerader Linie, und indem er die Sinnesorgane in das Denkorgan eingehen läßt, durchschifft der Weise alle furchtbaren Strömungen mit dem Floß des *brahman*

9. Der Mensch, der seine Bemühungen gut zu regeln verstand, beherrscht den *prāṇa* und atmet, wenn dieser ruhiger wurde, durch die Nasenlöcher aus. Der beharrliche Weise zügelt sein Denkorgan, so wie ein Wagenlenker die widerspenstigen Rosse zügelt.

10. An (einsamen) Orten, wie Felshöhlen, da wo der Boden eben und frei von Steinen oder Sand ist, wohin kein Lärm von Menschen oder Wasserfällen dringt, an Orten, die dem Geiste hilfreich und dem

---

*) Diese verschiedenen Auszüge geben einen Begriff von dem, was andere Systeme indischer Philosophie über den *yoga* auszusagen haben.

Auge wohlgefällig sind, ist der *yoga* zu üben (das ganze Wesen zu vereinigen).

11. Wenn sich Erscheinungen wie Schneefall, Rauch, Sonne, Wind, Feuer, Leuchtkäfer, Blitz, Kristall, Mond einstellen, offenbaren sie allmählich das *brahman* im *yoga*.

12. Wenn die Wahrnehmungen des *yoga* erfolgen, die aus Erde, Wasser, Licht, Feuer, Äther entstehen, nahm der *yoga* seinen Anfang. Ihn trifft weder Krankheit, noch Alter, noch Tod, der einen aus dem Feuer des *yoga* gebildeten Körper besitzt.

13. Die ersten Anzeichen des Eindringens in den *yoga* sind: Leichtigkeit, Gesundheit, daß die Haut rein, die Gesichtsfarbe klar, die Stimme wohlklingend wird, und daß der Körper innen angenehm duftet.

14. Dem Gold oder Silber gleich, die, zuerst mit Erde bedeckt und dann gereinigt, voller Lichtglanz sind, gelangt der an einen Körper gebundene Mensch ans Ziel und wird frei von Kummer, wenn er die Wahrheit des *ātman* als des Einen erschaut.

YĀJNAVALKYA, ZITIERT VON SAṂKARA

„Nachdem er die Sitzhaltung, wie verlangt, den Regeln entsprechend, übte, wird, o *Gārgī*, der Mensch, der sich die Sitzhaltung errang, *prāṇāyāma* üben.

„In bequemer Sitzhaltung auf einem (Hirsch- oder Tiger-) Fell sitzend, das auf Kusagras gelegt ist, *Gaṇapati* Opfer an Früchten oder Süßigkeiten darbringend, die rechte Handfläche auf die linke gelegt, Kehle und Haupt in einer Linie haltend, mit fest geschlossenen Lippen, nach Osten oder Norden gewendet, die Augen auf die Nasenspitze gerichtet, und ein Übermaß an Nahrung und Fasten vermeidend, so sollten die *nāḍis* geläutert werden, weil sonst die Übung vergeblich sein würde. Am Verbindungspunkt von *piṅgalā* und *iḍā* (dem rechten und linken Nasenloch) an das (Samenwort) ‚*hum*' denkend, sollte man die *iḍā* mit Außenluft im Verlauf von zwölf *mātrās* (Sekunden) füllen; dann meditiere der *yogin* an der gleichen Stelle über Feuer, unter Zuhilfenahme des Wortes ‚*rung*', und während er so meditiert, stoße er langsam die Luft durch die *piṅgalā* (das rechte Nasenloch) aus. Nachdem die Luft durch die *piṅgalā* wieder eingezogen wurde, sollte sie durch die *iḍā* in der gleichen Weise ausgestoßen werden. Dies sollte drei oder vier Jahre lang geübt werden, oder drei, vier Monate, der Weisung eines *guru* folgend, in der Verborgenheit (in einem Zimmer allein), früh morgens, mittags, abends und um Mitternacht, (bis) die Nerven gereinigt sind. Leichtigkeit des Körpers, eine klare Gesichtsfarbe, guter Appetit, Vernehmen des *nāda* sind Zeichen für die Läuterung der Nerven. Dann sollte der *prāṇāyāma* geübt werden, der aus Ausatmen *(recaka)*, Zurückhalten *(kumbhaka)* und Einatmen *(pūraka)* besteht. Die Verbindung von *prāṇa* und *apāna* ist *prāṇāyāma*.

„In sechzehn *mātrās* den Körper von oben bis unten füllend, soll man den *prāṇa* in zweiunddreißig ausstoßen, und in vierundsechzig sollte der *kumbhaka* ausgeführt werden.

„Es gibt noch einen anderen *prāṇāyāma*, bei dem zuerst der *kumbhaka* in vierundsechzig *mātrās* ausgeführt, dann der *prāṇa in* sechzehn ausgestoßen, und danach der Körper in sechzehn *mātrās* angefüllt werden soll.

„Durch den *prāṇāyāma* werden die Unreinheiten des Körpers ausgeschieden, durch *dhāraṇā* die Unreinheiten des Geistes, durch *pratyāhāra* Unreinheiten des Verhaftetseins, und durch *samādhi* wird alles fortgenommen, was die Herrlichkeit der Seele verbirgt."

SĀṂKHYA

Buch III

29. Durch Ausführung der Meditation werden dem Reinen (dem *puruṣa*) alle Naturkräfte dienstbar.

30. Meditation ist die Beseitigung des Verhaftetseins.

31. Sie wird vollkommen durch die Unterdrückung der Modifikationen.

32. Durch *dhāraṇā*, Sitzhaltung und Erfüllung der eigenen Pflichten, wird sie vervollkommnet.

33. Einschränkung des *prāṇa* erfolgt durch Ausstoßen und Zurückhalten.

34. Sitzhaltung ist das Feste und Ungezwungene.

36. Auch durch Losgelöstheit und Übung wird die Meditation vervollkommnet.

74. Durch Nachdenken über die Prinzipien der Natur und durch den Verzicht auf sie als ‚nicht so, nicht so', wird Unterscheidung vervollkommnet.

Buch IV.

3. Die Unterweisung soll wiederholt werden.

5. So wie der Habicht unglücklich ist, wenn ihm seine Nahrung entrissen wird, und glücklich, wenn er sie selber fahren läßt, (ist derjenige glücklich, der freiwillig alles fahren läßt).

6. So wie die Schlange glücklich ist, ihre alte Haut fahren zu lassen.

8. Was nicht der Befreiung dient, daran soll nicht gedacht werden; es wird zur Ursache der Knechtschaft, wie im Fall des *Bhārata.*

9. Die Verbindung vieler Dinge bildet ein Hindernis für die Meditation, durch Leidenschaft, Widerwille, usw., wie das Muschelarmband am Handgelenk der Jungfrau.

10. Es ist das gleiche, selbst wenn es sich um zwei handelt.

11. Die auf Hoffnung Verzicht leisten, sind glücklich wie das Mädchen *Piṅgalā.*

13. Obgleich vielen Institutionen und Lehrern Ergebenheit zu bezeigen ist, soll man nur ihrer aller Essenz nehmen, so wie die Biene die Essenz vieler Blumen nimmt.

14. Einer, dessen Geist sich konzentrierte wie der des Pfeilschnitzers, wird keine Störung seiner Meditation erfahren.

15. Verletzung der ursprünglichen Regeln hat Nicht-Erreichen des Zieles zur Folge, wie auch in anderen, weltlichen Dingen.

19. Durch Enthaltsamkeit, Ehrfurcht und Hingabe an den *guru* wird einem nach langer Zeit Erfolg zuteil (wie im Fall des *Indra*).

20. Was die Zeit betrifft, so gibt es dafür kein Gesetz, wie der Fall des *Vāmadeva* beweist.

24. Oder durch die Verbindung mit jemandem, der Vollkommenheit erlangte.

27. Das Verlangen wird selbst bei Weisen (die den *yoga* lange übten) nicht durch Genuß gestillt.

Buch V.

24. Jede ungezwungene und feste Sitzhaltung ist ein *āsana;* eine andere Regel gibt es nicht.

VYĀSA-SŪTRAS

Kapitel IV. Abteilung I.

7. Anbetung ist in Sitzhaltung möglich.

8. In Anbetracht der Meditation.

9. Weil der meditierende (Mensch) der unbeweglichen Erde verglichen wird.

10. Auch, weil die *smṛtis* es behaupten.

11. Für den Ort gibt es kein Gesetz; wo auch immer der Geist konzentriert ist, sollte angebetet werden.